5 × 20 JAHRE LEBEN

DR. D.C. JARVIS

5 x 20 Jahre leben

HALLWAG VERLAG BERN UND STUTTGART

31. Auflage, 1989

Titel der Originalausgabe: Folk Medicine

Aus dem Amerikanischen übersetzt von Ada Klein
Printed in Switzerland
ISBN 3 444 10021 3
Hallwag

Inhalt

Vorwort 9

I *Die Natur als erste Apotheke des Menschen* 11
Bestrebungen, Ziele und Grundlagen der Volksmedizin

II *In guter Form nach Fünfzig!* 15
Das Herz als Motor des menschlichen Körpers – Der Zuckergehalt des Blutes – Biologische Regel für die Lebensdauer – Wertvolle Mineralienspender

III *Was Tiere besser wissen* 21
Schnellere Genesung durch neuen biochemischen Zustand des Körpers – Soll man bei offenem Fenster schlafen?

IV *Dein Leben beginnt vor der Geburt* 25
Gesunde Babys und ein guter Start – Ratschläge für werdende Mütter

V *Jedem die richtige Ernährung* 33
Die drei europäischen Menschentypen und ihre hauptsächlichsten Eigenschaften – «Minus»- und «Plus»-Typ – «Sauer» und «Alkalisch»

VI *Wie man seine Gesundheit prüft* 53
Treten Krankheiten bei alkalischer oder bei saurer Urinreaktion auf?

VII *Instinkte der Kindheit* 59
Wichtige wildwachsende Pflanzen, die Schutz- und Abwehrkräfte bilden

VIII *Das Kalium und seine Bedeutung* 67
Ein einfaches Rezept, um schlank zu werden und schlank zu bleiben – Zu schwer, zu dick – Chronische Müdigkeit – Chronische Kopfschmerzen – Hoher Blutdruck – Schwindelanfälle – Halsschmerzen – Schleimabsonderung

IX *Honig als Bakterientöter* 105
Honig als Kindernahrung – Bettnässen – Ein gesundes Schlafmittel – Ein altmodisches, aber bewährtes Hustenmittel – Muskelkrämpfe – Verbrennungen – Honig und sportliche Leistungen – Erkrankungen der Atemwege – Verstopfte Nase – Stirnhöhlenkatarrh – Heuschnupfen

X *Über den Wert der Algen* 131

Meeresprodukte als vollwertige Nahrung – Der Vorrat des Meeres an gesundheitswichtigen Mineralien – Algenprodukte und ihre lindernde Wirkung bei Herzbeschwerden

XI *Die Bedeutung von Jod* 145

Die Funktion der Schilddrüse – Wie man nervöse Kinder beruhigt – Die Wirkung chlorhaltigen Wassers – Erhaltung des vom Körper benötigten Jodvorrats

XII *Rizinusöl und Getreideöl* 157

Behandlung von Warzen und Leberflecken – Hautreizungen – Hämorrhoiden – Wie man brüchigem und widerspenstigem Haar wieder zu Glanz und Weichheit verhilft

XIII *Zusammenfassende Betrachtungen über die Volksmedizin* 162

Wie verhält man sich gegenüber Witterungseinflüssen?

Anhang A 167

Was man an Tieren feststellte – Vergleiche zwischen der Nahrung von Mensch und Tier – Untersuchungen über den Bakteriengehalt der Milch

Anhang B. Weitere Anwendungen von Obstessig in der Volksmedizin 183

Gürtelrose – Nachtschweiss – Verbrennungen – Krampfadern – Impetigo – Kopfflechten

Anhang C. Volksmedizin und Getränke 187

Anhang D. Krankheitserreger und alkalische Reaktion 189

Stichwortregister 193

Bezugsquellennachweis 198

Meiner Tochter Sylvia Jarvis Smith und meinem Enkel Jarvis Fred Smith gewidmet, damit ihnen in dieser Niederschrift das Vermächtnis eines Wissens bewahrt bleibe, das Generationen von Vermontern einander von Mund zu Mund überliefert haben.

VORWORT

Ich stamme mütterlicherseits aus einer Familie, die seit fünf Generationen im Staate Vermont (USA) ansässig ist. Während meiner Studienjahre in Burlington erhielt ich eine gründliche wissenschaftliche und praktische Ausbildung in der allgemein üblichen Schulmedizin. Als ich mich dann in Barre als Spezialarzt für Augen-, Ohren-, Nasen- und Halskrankheiten niederliess, kam ich bald mit einer völlig anderen Art von Medizin in Berührung, mit der ich mich ernsthaft befassen musste, wollte ich das Vertrauen der hiesigen Landbevölkerung gewinnen, das heisst der Menschen, die hier seit langer Zeit weitab vom grossen Verkehr in enger Verbundenheit mit Grund und Boden leben. Diese Volksmedizin hatte mit dem, was ich studiert hatte, wenig zu tun, ist aber eng verwoben mit allem Vermonter Leben. Es galt also zu lernen, worin sie bestand und worauf sie beruhte.

Meine neuen Studien führten zunächst zu einer Erschütterung gewisser bis dahin feststehender Anschauungen. So wollte es mir zum Beispiel nicht gleich einleuchten, dass sich eine Halsentzündung durch Kauen von frischem Tannenharz innerhalb eines Tages heilen lasse. Ich sah jedoch ein, dass ich gescheiter daran täte, diesen Dingen auf den Grund zu gehen, anstatt sie einfach abzulehnen, und auch bereitwillig solche erprobten Volksmittel zu verschreiben, wo immer die Erfahrung bewiesen hatte, dass sie ebenso gut, ja besser wirkten als die von der klassischen Medizin empfohlenen.

Als ich dann an regionalen und nationalen Ärztetagungen gelegentlich mit Kollegen über einige spezielle Heilmittel und Behandlungsmethoden unserer «Eingeborenen-Medizin» sprach, schlugen sie mir vor, die Diskussion über dieses Thema auf breiterer Ebene regelmässig fortzusetzen. So wurde also eine korrespondierende Studiengruppe gebildet, der ich die Resultate meiner weiteren Forschungen laufend mitteilte. Die Zahl der Mitglieder blieb auf fünfzig beschränkt. Die meisten waren bekannte Ärzte, darunter etliche Hochschulprofessoren. Die

Mitteilungsblätter wurden an jedem Dienstag und Freitag abgesandt, ihre Empfänger verteilten sich auf zweiunddreissig Staaten.

Ursprünglich wollte ich mit diesem Buch nur meiner Tochter und ihren Nachkommen die Kenntnis der Prinzipien und Methoden unserer Volksmedizin überliefern, so wie ich sie im Laufe meiner Praxis erprobt habe. Erst später entschloss ich mich, es in erweiterter Fassung herauszugeben. Möge das Verständnis für eine sinnvolle Anwendung der Volksmedizin, das dieses Buch vermitteln will, vielen dazu verhelfen, sich eine ungebrochene Lebenskraft von Kindheit an durch die Jahre der Reife bis in ein glückliches Alter zu bewahren!

Ich glaube, dass der Arzt der Zukunft nicht nur Mediziner, sondern auch Lehrer sein muss. Denn seine wahre Aufgabe wird darin bestehen, die Leute zu lehren, wie man ein gesundes Leben führt. Die Ärzte werden aber darum nicht etwa weniger, sondern noch mehr zu tun haben als heutzutage. Es ist nämlich viel schwerer, die Menschen gesund zu erhalten, als sie nur von irgendeiner Krankheit zu kurieren.

Die Volksmedizin hat vor allem jenen Menschen viel zu bieten, die sich nicht damit abfinden, die Abnahme der körperlichen Kräfte, den drohenden Verfall als etwas Unvermeidliches hinzunehmen, sondern lieber einen Weg suchen, bis ans Ende ihrer Tage lebenskräftig, tätig und gesund zu bleiben.

Barre, Vermont — D.C. Jarvis

I Die Natur als erste Apotheke

Bestrebungen, Ziele und Grundlagen der Volksmedizin

Die Volksmedizin geht zurück auf längst vergangene Zeiten. Die erste Apotheke war die Natur. Von den heilsamen Kräften der Pflanzen und Kräuter, die sie hervorbrachte, waren Menschen und Tiere abhängig, um Krankheiten zu verhüten und bei Kräften zu bleiben. Und da sich Menschen und Tiere damals ständig auf der Wanderschaft befanden, hatte die Apotheke der Natur überall ihre Zweigniederlassungen. Wo immer auf der Welt jemand erkrankte, fand sich in Feld und Wald die Medizin, die er brauchte, das rechte Kraut für Heiltränke und Salben.

Schon zu Zeiten der Ureinwohner begann sich die Volksmedizin in Vermont (vert = grün, mont = Berg) zu entwickeln. Sie stützt sich auf uralte physiologische und biochemische Gesetze zur Erhaltung von Kraft und Gesundheit unter den hierzulande gegebenen Lebensbedingungen. Diese Gesetze sind jedoch keineswegs an geographische Grenzen gebunden und können auch in anderer Umgebung erfolgreiche Anwendung finden.

Das Bestreben jeder Volksmedizin ist seit alters, den ganzen Körper vor jeglicher Krankheit zu bewahren. Manche Leute sind freilich der Auffassung, das Wort «Volksmedizin» sei gleichbedeutend mit einer Sammlung von Ammenmärchen. Und dass sich in der Tat da und dort solche Märchen einschleichen mögen, ist wohl unvermeidlich. So war es zum Beispiel in meiner Jugendzeit noch vielfach üblich, kleinen Kindern Kettlein aus den Körnern eines im Volksmund «Hiobstränen» genannten Grases um den Hals zu hängen. Diese runden, glänzenden Körner, die mit einiger Phantasie wirklich an Tränen gemahnen, wie sie der aus dem Alten Testament bekannte unglückliche Dulder geweint haben mag, sollten angeblich «das Zahnen erleichtern». Und die meisten von uns erinnern sich gewiss noch jener vermeintlich Wunder wirkenden, wiewohl übelriechenden Säcklein mit Stinkasant (Asa foetida), einem scharf nach Knoblauch riechenden Gummiharz, die während der kalten Wintermonate am Hals getragen wurden, weil sie einen sicheren Schutz gegen Erkältungskrankheiten gewährten. Solche abergläubischen Zauberkünste müssen selbstverständlich von jeder ernsthaften Betrachtung der echten Volksmedizin ausgeschaltet werden.

Unsere Vorfahren fanden die Grundlagen ihrer Volksmedizin an den Heilpflanzen, welche von Tieren aufgesucht wurden, die an Verdauungsstörungen, fieberhaften Erkrankungen oder Wunden litten. So lernten sie durch Beobachtung des Verhaltens der Tiere die heilsamen Kräfte der Natur auch ihrem eigenen Wohlbefinden nutzbar zu machen.

Es erscheint mir immer wie ein Wunder, mit welch sicherem Instinkt sich die Tiere der Gesetze der Natur bedienen. Sie wissen unbeirrbar, welche Kräuter für ihre jeweilige Erkrankung die richtigen sind. Wird so ein Geschöpf der Wildnis krank, so sucht es zunächst Einsamkeit und völlige Entspannung, dann verlässt es sich auf die Arzneien der Natur, auf Heilpflanzen und reine Luft. So gräbt ein Bär nach Wurzeln; eine wilde Truthenne führt ihre Jungen zur Regenzeit zu einem bestimmten Strauch, damit sie von seinen scharf gewürzten Blättern fressen; ein Tier, das von einer Giftschlange gebissen wurde, sucht sich schleunigst eine Klapperschlangenwurzel – dies sind nur ein paar typische Beispiele. Von Fieber befallene Tiere pflegen kühle, schattige, an einem Wasser gelegene Orte aufzusuchen, wo sie sich ruhig verhalten und nichts fressen, aber viel trinken, bis sie wieder gesund sind. Anderseits wird ein von Rheumatismus geplagtes Tier sich einen warmen Platz an der Sonne aussuchen und dort liegenbleiben, bis es ihm besser geht.

Bei uns in Vermont halten sich die Leute lieber an das von der Natur Gegebene, Erprobte und Bewährte, anstatt immer wieder etwas Neues zu probieren. So nehmen sie gewissermassen die unbefangenen Instinkte der Kindheit mit hinüber ins erwachsene Leben.

Der Körper braucht Hilfe, um den Schwierigkeiten, Anstrengungen und Anforderungen der modernen Zivilisation gewachsen zu sein. Solange wir Kinder sind, bleiben wir noch einigermassen geschützt durch die angeborenen Instinkte. Sobald wir jedoch der Kindheit entwachsen, neigen wir leider dazu, solche Instinkte als altmodisch zu betrachten. Zum Glück ist es nie zu spät, umzulernen, sofern wir ernstlich gewillt sind, uns nach den Gesetzen der Natur zu richten, wie wir es am Beispiel der Tiere und kleinen Kinder sehen.

Wer bei Bienen, Vögeln, Katzen, Hunden, Ziegen, Mardern, Kälbern, Kühen, Stieren und Pferden in die Schule zu gehen versteht, der wird sich medizinische Kenntnisse aus dem Bereich der Physiologie und Biochemie aneignen, die in keinem Lehrbuch stehen. Erprobt und erwiesen durch die Erfolge bei Tieren, vermag diese von Mund zu Mund überlieferte Medizin unzähligen Menschen dazu verhelfen, trotz schwerster Arbeit weit über das biblische Alter hinaus körperlich und geistig gesund zu bleiben und das Ende ihrer Tage bei guter Verdauung, guter Sehkraft, gutem Gehör und ungebrochener Frische zu erreichen.

Nach dieser kurzgefassten allgemeinen Erklärung wird nun in den weiteren Kapiteln die Volksmedizin eingehend beleuchtet und der Leser in leichtverständlicher Form mit den Problemen des Körpers und seiner verschiedenen Beziehungen vertraut gemacht. Dies geschieht in der Hoffnung, dass es manch einem helfen möge, die Schwierigkeiten des Daseins leichter zu überwinden und die menschliche Maschine, die sein Körper darstellt, bis in die späten Lebensjahre gut in Gang zu halten.

Sofern nicht ausdrücklich ein anderer Hinweis gegeben wird, ist in den folgenden Ausführungen mit dem Wort «Volksmedizin» stets diejenige von Vermont gemeint.

II In guter Form nach Fünfzig!

Das Herz als Motor des menschlichen Körpers – Der Zuckergehalt des Blutes – Biologische Regel für die Lebensdauer – Wertvolle Mineralienspender

Drei Faktoren haben zur Entwicklung unserer Volksmedizin beigetragen: die Heilkräfte der Natur, die Erkenntnisse eines gesunden Menschenverstandes und der Umstand, dass Vermont klimatisch eines der unbeständigsten Gebiete der Erde ist.

Durch seine geographische Lage ist Vermont vornehmlich westlichen Winden ausgesetzt. Von den sechsundzwanzig «Sturmstrassen», welche die Vereinigten Staaten in Richtung Atlantik durchqueren, führen dreiundzwanzig über den Staat Vermont. Infolgedessen wechselt bei uns das Wetter das ganze Jahr hindurch alle paar Tage, und wer hier lebt, muss wohl oder übel seinen Körper diesem ständigen Wechsel von Hitze und Kälte, hohem und niederem Luftdruck anpassen, zu dem noch der jahreszeitlich bedingte von Feuchtigkeit und Ionisation kommt. Jede derartige Anpassung bewirkt einen entsprechenden Wechsel im Blutkreislauf. An einem Tag muss die Haut gewissermassen als Strahler dienen und Hitze abgeben, am nächsten Tag hingegen als Isolator, der die Hitze im Körper hält. All dies bedeutet für Herz und Blutgefässe eine grosse Anstrengung.

Die Volksmedizin kennt Mittel und Wege, Herz, Blutgefässe und Blutversorgung zu unterstützen, so dass Krisen vermieden werden, das Herz sich nicht so schnell abnutzt und sein Leben verlängert werden kann.

Das Herz ist der Motor der menschlichen Maschine. Der Treibstoff, mit dem die Muskeln, auch derjenige des Herzens, arbeiten, ist Zucker. Untersuchungen der Einflüsse von Umwelt und Ernährung sowie von Ernährungswechsel haben gezeigt, dass es für das Herz einen sehr grossen Unterschied macht, ob man ihm natürlichen Zucker zuführt, so wie er im Honig enthalten ist, oder raffinierten weissen Zucker. Man kann seinem Herzen wohltun, indem man ihm Honig für seine Arbeitsleistung gibt.

Normalerweise ist das Herz fähig, bei jedem Schlage 170 Kubikzentimeter Blut in die grosse Schlagader zu pumpen. Der Zuckergehalt des gesamten Blutes beträgt etwa einen Teelöffel voll. Dieser Gehalt ist so wichtig, dass man, würde er auf die Hälfte reduziert, augenblicklich das Bewusstsein verlöre. Wird er auch nur zeitweise auf mehr als das Normalmass erhöht, so kann Diabetes auftreten. Daraus ergibt sich klar, dass der Mensch auf das, was er seinem Körper zuführt, achten muss, damit eine Gewähr dafür gegeben ist, dass sich dieser Teelöffel Zucker ständig im Blut befindet.

Die Natur will nicht nur, dass wir stets den erforderlichen Zucker für den unmittelbaren Gebrauch des Herzens vorrätig haben, sondern auch ein ganz klein wenig mehr davon, das ständig durch die Darmwände geht. Honig enthält zweierlei Zucker, nämlich *Dextrose* und *Lävulose*. Der Gehalt des Honigs an Dextrose beträgt 40, derjenige an Lävulose 34 Prozent. Bei Einnahme von Honig geht die Dextrose sehr schnell ins Blut über. Die Lävulose, die langsamer verarbeitet wird, reguliert den Gehalt an Blutzucker; sie sorgt dafür, dass er nicht höher wird, als dem Blut zuträglich ist.

Was den prozentualen Anteil an Leuten, die über fünfundsechzig Jahre alt sind, betrifft, so steht die Bevölkerung von Vermont in Amerika an zweiter Stelle. Nach der letzten Zählung waren es 40 000, und jedes Jahr überschreiten fast 2500 weitere diese Altersschwelle.

Auf unseren Farmen findet man es durchaus selbstverständlich, dass Männer in den Siebzigern noch ihr volles Tagewerk leisten, und es ist keineswegs etwas Aussergewöhnliches, Achtzigjährige anzutreffen, die ihre Landarbeit verrichten, als wären sie viele Jahre jünger. Zu einer solchen Ausdauer gelangen unsere alten Vermonter Farmer dank der Anwendung physiologischer und biochemischer Gesetze, die sie der Natur abgeschaut haben.

Es gilt als Regel, dass das Leben eines Tieres durchschnittlich fünfmal so lange dauert, wie es zur Erlangung seiner Reife braucht. So kann ein Huhn, das mit sechs Monaten ausgewachsen ist, mit einer Lebensdauer von zweieinhalb Jahren rechnen. Für einen Hund, der ein Jahr braucht, bis er erwachsen ist, beträgt sie fünf, für ein Kalb, das mit zwei Jahren ausgewachsen und mit zweieinhalb fortpflanzungsfähig ist, zwölf Jahre. Und ein Pferd, dessen Reife erst nach vier Jahren vollzogen ist, hat Aussicht, zwanzig Jahre alt zu werden. Viele dieser Tiere leben natürlich länger.

Wie aber steht es mit dem Menschen?

Wir wissen, dass der Mensch zur vollen Entwicklung seiner Organe und ihrer Funktionsfähigkeiten – Herz und Blutgefässe, Verdauungsapparat und Stoffwechsel – sowie seiner allgemeinen körperlichen und geistigen Kräfte zwanzig Jahre benötigt. Verglichen mit den für Tiere geltenden Normen müssten also seine Lebensaussichten in der Regel fünfmal zwanzig, das heisst hundert Jahre, betragen.

Was aber geschieht nun nach den ersten zwanzig Lebensjahren?

Während die geistigen und beruflichen Fähigkeiten und Leistungen weiterhin zunehmen, fangen die körperlichen oftmals bald an abzunehmen. Und so sehen wir, wenn der Mensch etwa fünfzig Jahre alt ist, zwei einander kreuzende Linien, eine aufsteigende, welche seine geistige und allgemein menschliche, eine absteigende, welche seine körperliche Leistungsfähigkeit darstellt. Mit Sechzig ist er dann vielleicht schon zu gebrechlich, um noch sein Bestes schaffen zu können.

Die Vermonter haben es gelernt, ihre Arbeitsfähigkeit zu verlängern. Anstatt schon im Alter von Fünfzig, kreuzen sich die beiden Linien erst, wenn einer achtzig Jahre zählt. Manch einer vollbringt seine besten Leistungen zwischen dem sechzigsten und achtzigsten Lebensjahr, weil ihm neben hohem geistigem Können auch die leibliche Kraft verblieben ist, deren er bedarf, um seinem Beruf nachzugehen oder, falls er ihn aufgibt, seine Musse zu geniessen. Was die Volksmedizin anstrebt ist, dass der

Mensch fünfmal so lange lebt, wie er für seine Reifung braucht, das heisst, wie es die Tiere tun.

Man betrachte doch einmal Leute, die auf dem Lande leben, Leute, die wirklich mit der Natur verbunden sind – und man wird einsehen, dass es durchaus möglich ist, das Leben über siebzig Jahre hinaus zu verlängern. Je eingehender ich mich mit dieser Frage befasse, um so klarer erkenne ich, welch enger Zusammenhang zwischen Lebensdauer und Ernährungsweise besteht. Das Wissen um diese Dinge, das die Vermonter erworben haben, entstammt nicht Büchern, sondern dem steten Kontakt mit den gefiederten oder vierbeinigen Bewohnern der Farmhöfe, die uns lehren, dass die tägliche Nahrung reich an Kohlehydraten sein soll, wie dies bei Früchten, Beerenobst, Blattgemüsen und Wurzeln der Fall ist, hingegen arm an Proteinen, die vornehmlich in Fleisch, Geflügel und Eiern enthalten sind.

Diese Leute betrachten den Körper als eine Art Erdboden in menschlicher Gestalt. Soll der Boden ertragreich bleiben, so muss man die Naturgesetze kennen und wissen, wie man ihn erhält und erneuert.

Vernünftige Einsicht und Kenntnis der Naturgesetze ermöglichen es uns, das Körpergebäude so instand zu halten und immer wieder zu renovieren, dass wir recht lange darin wohnen können. Seine Widerstandskraft und Dauerhaftigkeit hängen von der Wahl der Nahrungsmittel ab, die wir essen, der Flüssigkeiten, die wir trinken, der Luft, die wir atmen.

Wenn einer ein Holzhaus zu errichten gedenkt, so bestellt er ja auch nicht nur eben Holz, irgendein beliebiges Holz. Nein, er wird genau überlegen, welche Holzarten sich für die verschiedenen Gebäudeteile am besten eignen. In meiner Gegend nehmen wir Tannenholz für die Fussböden, Kastanien für die Wände, Hemlock für die Balken und Zedernholz für die Dachschindeln.

Um unser Körpergebäude zu errichten und instand zu halten, müssen wir die ausserordentliche Wichtigkeit der Mineralien in Betracht ziehen. All diese im Körper vorhandenen Mineralsalze tragen dazu bei, dass er gut funktioniert; mit anderen Worten:

sie machen unser Leben lebenswert. Die Zahl der im menschlichen Körper enthaltenen Mineralien grenzt ans Wunderbare. Denn mit Ausnahme von Silber und Gold tragen sozusagen alle Mineralien, die es gibt, zu unserem körperlichen Wohlergehen bei.

Die Volksmedizin hat ein denkbar einfaches Rezept, den Bedarf des Körpers an Mineralien immer wieder zu decken: zwei Teelöffel Honig und zwei Teelöffel Obstessig* einmal bis mehrmals täglich (je nachdem, wieviel geistige und körperliche Arbeit zu leisten ist) in einem Glas Wasser zu trinken. Die Mischung schmeckt wie süsser Apfelmost. Der Essig liefert alle Mineralien, die im Apfel enthalten sind, der Honig jene, die sich im Blütennektar finden.

* Wir möchten ausdrücklich darauf hinweisen, dass es sich bei dem in diesem wie in den folgenden Kapiteln vom Autor empfohlenen Obstessig durchwegs um A p f e l m o s t e s s i g handelt. Wenn wir uns dennoch mit der allgemeineren Bezeichnung Obstessig begnügen, so darum, weil sie in der deutschen Sprache geläufiger ist.

III Was Tiere besser wissen

Schnellere Genesung durch neuen biochemischen Zustand des Körpers – Soll man bei offenem Fenster schlafen?

Der Mensch neigt dazu, sich gegen die Natur aufzulehnen und aus dem Tierreich zu flüchten. Im Lichte dieser Tatsache wollen wir einmal jene Gesetze betrachten, die für den Menschen ebenso gültig sind wie für die Tiere. Haustiere und landwirtschaftliches Vieh bieten gute Beispiele; denn auf ihre Art leben ja Rinder, Pferde, Schweine und andere Haustiere genauso naturgemäss wie ihre Verwandten in freier Wildnis. Und wenn wir uns die Mühe nehmen, uns näher mit ihnen zu befassen, so können sie uns manche wertvolle Lektion erteilen. Landkinder wissen das. Stadtkinder freilich, die kaum je in nähere Berührung mit Tieren kommen, haben von diesen Dingen oft nicht die geringste Ahnung.

Nehmen wir beispielsweise ein krankes Tier. Oftmals verweigert es jegliche Nahrung. Da es nichts zu sich nimmt, schafft es in seinem Körper einen neuen biochemischen Zustand, der zur rascheren Genesung beiträgt. Ein kranker Mensch lässt sich zureden und isst etwas, sei es auch nur aus Artigkeit. Dieses Verhalten aber widerspricht den Gesetzen der Tierwelt. Wenn unser Körper einen biochemischen Zustand erlangen soll, der für seine baldige Gesundung günstig ist, so müssen wir uns darauf beschränken, säurehaltige Getränke zu uns zu nehmen, wie Traubensaft, Preiselbeersaft, Zitronen- und Apfelsaft, welche u.a. Weinsäure, China- und Benzoesäure enthalten.

Die Menschen pflegen der merkwürdigen Auffassung zu sein, dass ihnen etwas Fürchterliches zustösst, wenn sie einmal eine Mahlzeit auslassen. Dabei bedenken sie nicht, dass der Körper genügend Reserven für Notzeiten aufspeichert, um wenn nötig für die Dauer einer durchschnittlichen Unpässlichkeit ganz ohne Nahrung auszukommen. Die meisten Leute vergessen, dass man während der ersten vierundzwanzig Jahre des Lebens mehr essen muss, weil der Körper noch im Aufbau begriffen ist. Hat einer aber das fünfundzwanzigste Lebensjahr erreicht, so sind Knochen, Muskeln, Herz, Blutgefässe, Atmungs- und Verdauungsapparat vollständig aufgebaut. Was er von nun an braucht, ist eine Ernährung, welche die gute Erhaltung seines Organismus gewährleistet.

Im Alter von fünfzig Jahren muss mit dem Neuaufbau des Körpers begonnen werden. Dabei kommt es freilich nicht so sehr darauf an, nach was für Speisen uns gerade gelüstet, als vielmehr auf die richtige Auswahl an Stoffen, die unser Körper benötigt. Wenn wir uns danach richten, können wir ihn tatsächlich so renovieren wie ein Haus.

Auch auf die Frage des Schlafens wollen wir einmal näher eingehen. Wir haben früher alle gelernt, dass es gesund sei, jahraus, jahrein, im Sommer wie im Winter, bei offenem Fenster zu schlafen.

Als ich vor Jahren an einem Kursus in der «Trudeau School of Tuberculosis» teilnahm, gab es mir zu denken, dass ich meinen Patienten raten sollte, bei offenem Fenster zu schlafen, weil dies gesünder sei. Kurz darauf hatte ich 500 Steinbrucharbeiter zu untersuchen, die insgesamt vierzehn Nationalitäten vertraten. Viele von ihnen waren Einwanderer und hatten ihre heimatlichen Bräuche nach Amerika mit herübergebracht. Für jeden einzelnen Mann musste ein vier Seiten langer Fragebogen ausgefüllt werden. Eine der Fragen lautete: «Schlafen Sie nachts bei offenem Fenster?» Und die nächste: «Leiden Sie oft an Schnupfen?» Nachdem ich hundert Männer untersucht hatte, kam ich zu der Feststellung, dass diejenigen, die nachts bei offenem Fenster schliefen, häufig an Schnupfen litten, diejenigen, die ihre Fenster nachts geschlossen hielten, jedoch nicht. Nach eingehender Untersuchung aller 500 Männer gelangten wir zu dem Schluss, dass zwischen dem Schlafen bei offenem Fenster und dem häufigen Auftreten von Schnupfen ein Zusammenhang besteht.

Ungefähr um die gleiche Zeit wurde ich Schularzt an einer privaten Lehranstalt. Der Direktor bat mich, der Ursache der Erkältungen nachzugehen, die so häufig auftraten, dass fast immer ein paar Schüler den Unterricht versäumten. Es wurde unter anderem angeordnet, dass die Schüler bei offenem Fenster schlafen sollten, um Erkältungen zu verhüten. Die Fenster blieben also nachts in allen Zimmern geöffnet, nur in einem nicht. In diesem Zimmer wohnten zwei Farmersöhne. Da sie sich weigerten, bei offenem Fenster zu schlafen, fragte ich sie nach dem Grund. Er war mir völlig neu. «Herr Doktor», sagten sie, «wir versuchen es so zu machen wie die Hühner, wenn wir schlafen. Wissen Sie, warum das Huhn beim Schlafen den Schnabel unter die Federn steckt? Das Huhn weiss aber sicher genau, was es tut. Was meinen Sie?»

Ich war damals immerhin schon alt genug, um zu wissen, dass die Jugend gern ihre Spässchen mit der älteren Generation treibt. Aber auf dies war ich nun doch nicht gefasst. «Ja, das muss ich mir mal überlegen», antwortete ich. «Sobald ich es herausgefunden habe, sage ich's euch.» So machte ich mich denn auf und begann die Schlafgewohnheiten der Tiere zu studieren.

Die einzige einleuchtende Erklärung, die ich fand, war diese: Das Huhn steckt seinen Schnabel unter die Federn, um beim Schlafen erwärmte Luft zu atmen. Die Luft, die es durch die Federn hindurch einzieht, wird beim Ausatmen erwärmt und kühlt sich bis zum nächsten Atemzug nicht ab. Folglich bleibt die Luftzufuhr gleichmässig warm.

Dass der Fuchs seinen Bedarf an Atemluft beim Schlafen genauso reguliert, wurde mir von Farmern bestätigt. Ein Fuchs, der am Boden schläft, deckt das Gesicht mit dem buschigen Schwanz zu, so dass die frische Luft zwar in seine Nase dringt, aber erwärmt. An kalten Tagen kann man oft beobachten, dass Pferde auf dem Felde die Köpfe zusammenstecken; so kann sich die Luft rund um ihre Nüstern nie stark abkühlen, bevor sie jeweils wieder Atem holen. Scharfem kaltem Wind pflegen Pferde den Rücken zuzukehren.

Natürlich gibt es Leute, die unbeschadet auch in den kältesten Winternächten stets bei offenem Fenster schlafen. Sie gleichen der Tanne am Berghang, die den härtesten Anfechtungen standhält. Sie sind die Ausnahme, die die Regel bestätigt. Aber letzten

Endes sind wir eben doch alle den Gesetzen des Tierlebens unterworfen.

Auch in bezug auf körperliche Bewegung können wir von den Tieren lernen. Auf der Suche nach Futter streifen sie durch Feld und Wald, laufen also recht viel umher. Besonders rege sind junge Tiere. Kleine Hunde und Kätzchen sind fast ständig in Bewegung, rennen, klettern, raufen sich, kundschaften die Gegend aus. Werden sie älter, so richtet sich die körperliche Tätigkeit nach den Notwendigkeiten der Nahrungssuche, der Selbsterhaltung und Verteidigung.

Könnten wir im Buch der Tiere besser lesen, so würden wir mehr wandern. Ein ideales Training für den Körper des Menschen bietet Gartenarbeit. Was sie von ihm verlangt, entspricht ungefähr dem, was ein Tier zu leisten hat, wenn es auf Nahrungssuche umherstreift.

Das Studium der Tiere lehrt uns, dass der Sinn unserer Freizeit ursprünglich darin bestand, den Körper auszuruhen, damit er jederzeit bereit und imstande sei, den Anforderungen des Lebens zu genügen. Wir wissen, dass das Kleid der Tiere dicker wird, wenn es kalt zu werden beginnt, und dünner, sobald wieder wärmeres Wetter eintritt. So sollten auch wir unsere Kleidung nach dem Wechsel der Jahreszeiten richten.

Der Wechsel der Jahreszeiten, der vom Organismus gewisse Umstellungen erfordert, veranlasst die Tiere, mit unfehlbarem Instinkt auch ihr Menü zu ändern. Sofern sie in Freiheit leben und für sich selber sorgen müssen, ist die Verpflegung recht einfach. Sie sind nicht wählerisch und nehmen, was die Natur ihnen vorsetzt. Alle Vogelweibchen wissen zum Beispiel, dass sie Kalk brauchen, um die Eierschalen zu bilden. Deshalb sieht man sie zur Paarungszeit oft Plätze anfliegen, auf denen Muscheln liegen. Der Reiseführer der Natur weist ihnen den Weg dorthin.

IV Dein Leben beginnt vor der Geburt

Gesunde Babys und ein guter Start
Ratschläge für werdende Mütter

Es fällt manchmal schwer, sich vorzustellen, dass man einmal ein mikroskopisch kleines Pünktchen war. Oliver Wendell Holmes pflegte zu sagen, dass das Leben eines Individuums hundert Jahre vor seiner Geburt beginnt. Sicher ist, dass unser Dasein physiologisch nicht mit unserer Geburt anfängt, sondern neun Monate zuvor. Das Pünktchen, als das wir anfangen, wird durch Nahrungszufuhr lebendig. Es braucht Geborgenheit, stetige Wärme, geregelten Stoffwechsel, vor allem aber eine gesunde Mutter, die gesunde Kost isst, um dem Kind von vornherein einen guten Start zu sichern.

Wer einen schönen Garten haben will, muss zunächst dafür sorgen, dass die Erde genügend Stickstoff, Phosphor und Kalium enthält. Stickstoff fördert den Blätterwuchs, Phosphor dient der Entfaltung der Blüten, Kalium stärkt Wurzeln und Stämme. Fehlt einer dieser Stoffe, so leiden die Pflanzen darunter.

Genauso verhält es sich mit dem werdenden Menschlein. Fehlen in der täglichen Nahrung seiner Mutter irgendwelche Mineralien, die es zu seiner Entwicklung braucht, so leidet der Aufbau seines Körpers darunter.

Selbstverständlich wünscht sich jede junge Mutter ein kräftiges, gesundes Baby. Sie wünscht sich auch eine leichte Geburt, von der sie sich rasch erholt. Das ist ein altes Erbe. In grauer Vorzeit, als die Stämme noch ständig auf der Wanderschaft waren, blieb den Frauen keine Musse, lange im Wochenbett zu verweilen, da hiess es bald aufstehen und weiterwandern.

Wir wissen heute, welche wichtige Rolle die tägliche Ernährung im Hinblick auf eine leichte Geburt und rasche Erholung spielt. So empfiehlt es sich, Weizenbrot und andere Weizenprodukte durch Roggenbrot und Mais zu ersetzen. Milch gerinnt im Magen, darum ist Käse vorzuziehen, der dies nicht tut. An

Fleischkost sollten nur innere Organe, wie Leber, Herz, Nieren, Kutteln, genossen, schieres Rind-, Hammel- und Schweinefleisch hingegen gemieden und statt dessen lieber Fische und andere Meerestiere gegessen werden. Anstelle von weissem Zucker ist Honig zu nehmen. Täglich sollten zwei Rohgemüse gegessen werden sowie ein Ei. Rohkost liefert lebenswichtige Mineralien, und das Ei, das sämtliche Stoffe enthält, aus denen sich das Hühnchen bildet, ist auch für den Menschen eine vollwertige Nahrung. Einmal in der Woche sollte Leber auf dem Speisezettel stehen, um die «Vorratskammer» zu füllen; wer Leber nicht gern isst, kann denselben Zweck mit ein paar Scheibchen Leberwurst pro Tag erreichen. Nüsse sollten oft, gelegentlich auch Geflügel, gegessen werden. Keine Zitrusfrüchte wie Orangen, Grapefruits und dergleichen, sondern Apfelmost, Trauben- und Preiselbeersaft, weil all diese Säfte besonders reichhaltig an jenen Mineralien sind, die das künftige Menschenkind zum guten Gedeihen braucht.

Honig ist nicht nur ein vorzügliches Nahrungsmittel, er besitzt auch noch zusätzliche Werte. So verhütet er Gärungen im Magen-Darm-Kanal und wird schnell absorbiert. Ausserdem enthält er wichtige blutbildende Stoffe. Dank seiner milden abführenden Wirkung beugt er Verstopfungen vor. Als Beruhigungsmittel für den Körper trägt er zum guten Schlaf bei. Und endlich – dies sei vor allem im Hinblick auf das werdende kleine Menschlein betont – fördern zwei Teelöffel Honig, entweder allein oder mit anderen Speisen vermengt zu jeder Mahlzeit eingenommen, den Aufbau eines gesunden Nervensystems.

Was die unerlässlichen Säuren betrifft, so verschenkt die Natur sie allenthalben so verschwenderisch, dass die werdende Mutter sie sozusagen aus dem vollen schöpfen kann. Neigt sie dazu, zu wenig Obst und Gemüse zu essen, so lässt sich der Mangel durch einen täglichen Teelöffel Obstessig ausgleichen, der morgens gleich nach dem Aufstehen in einem Glas Wasser eingenommen wird. Dieser Trank pflegt im allgemeinen auch morgendliche Übelkeit zu verhüten oder zu beheben. Im Laufe des Tages ist ein Glas Preiselbeer-, Apfel- oder Traubensaft zu trinken.

Eine werdende Mutter, die täglich darauf achtet, alle von der Natur verschriebenen Stoffe in sich aufzunehmen, darf damit rechnen, dass sie reichlich Milch haben wird, um ihr Kind zu nähren, und dass dieses Kind bei der Geburt folgendem Bilde entsprechen wird:

Dichtes, volles Kopfhaar, das eigentlich schon am ersten Tage geschnitten werden sollte. Kräftige, lange Fingernägel, die man ebenfalls schon schneiden könnte. So starke Muskeln, dass der Säugling bereits vor Ende seiner ersten Lebenswoche imstande ist, sein Köpfchen selbständig vom Kissen zu heben. Der weitere Verlauf seiner Entwicklung wird eine vorzügliche Koordinierung von Gehirn und Muskeln zeigen. Verdauung und Ausscheidungen normal. Ein wohlgebildetes breites Kindergesicht. Die Kiefer schön hufeisenförmig, so dass die Zähne mühelos hervorkommen können, ohne einander zu verdrängen. Und vor allem: es wird ein aufgewecktes, geistig reges Kind sein. Wenn es dann später zur Schule geht, wird man seine Freude daran haben, wie gut es lernt.

An den Zähnen des Kleinkindes lässt sich erkennen, ob die Mutter richtig ernährt war oder nicht. Sie bilden sich schon, während das Kind im Mutterleib ist, und sind bei der Geburt noch im Zahnfleisch verborgen. Wenn sie durchkommen, zeigen sie an, ob das Blut der Mutter dem Kinde die geeignete Nahrung zugeführt hat. Sind die vorgeburtlichen Grundlagen gut, so werden selbst ungünstigere Ernährungsbedingungen nach der Geburt kaum sehr schlimme Folgen haben. Es gibt keinen Ersatz für den wirklich guten Anfang, aber gerade daran lässt unsere moderne Zivilisation es leider allzuoft fehlen.

Den Kühen verdanke ich so manche Beobachtung, die mir bei der Behandlung von jungen Müttern und Neugeborenen von Nutzen war. Ich erinnere mich beispielsweise an die aussergewöhnlich schnelle Geburt eines Kälbchens, die sich ereignete, nachdem ich dem Farmer geraten hatte, dem Viehfutter Obstessig zuzusetzen.

Eines Tages kamen wir in seiner Scheune ins Gespräch. Er blickte hinaus auf die Weide und zeigte mir eine Kuh, die gerade kalben sollte. Er rechnete aus, dass er noch Zeit haben würde, das Stallgebäude zu putzen, ehe es soweit war, dass er sich um sie kümmern musste. Als er aber ein paar Minuten später wieder hinsah, stand die Kuh bereits auf den Füssen und das Kälbchen neben ihr, und so kamen sie miteinander auf die Scheune zu. Das Kälbchen hatte dichtes Fell und kräftige Beine. Die Natur hatte gute Arbeit geleistet.

Wenn man sich mit dem menschlichen Körper beschäftigt, so kommt man zu der Erkenntnis, dass sich Gesundheit und Krankheit auf die allerkleinsten Teilchen zurückführen lassen, nämlich auf die Zellen. Billionen von diesen «Zellen» genannten mikroskopischen Organismen bilden zusammen den Körper. Es gibt verschiedene Arten von Zellen: Muskel-, Nerven-, Knochenzellen und Myriaden von Zellen, die im Blutstrom durch den Körper kreisen. Jede einzelne Zelle hat ihren bestimmten Anteil an der Erhaltung und dem Wohlergehen des ganzen Körpers.

Jede Körperzelle ist von einem flüssigen Medium umgeben. Da diese Flüssigkeit in ständiger Bewegung ist, geraten niemals zwei Zellen so nahe aneinander, dass der Strom unterbrochen wird. Die Art und Weise, wie die Flüssigkeit all die so unterschiedlich gelagerten Zellen erreicht, ist etwas Einzigartiges. Die Arterien tragen das Blut vom Herzen aus in alle Gewebe des Körpers. Allmählich verästeln sie sich in immer feinere Gefässe, bis sie schliesslich zu den allerfeinsten Haargefässen, den Kapillaren, werden. Diese sind in so dichter Menge vorhanden, dass es praktisch unmöglich ist, irgendein Körpergewebe mit einer noch so spitzen Nadel zu durchstechen, ohne eines oder mehrere der Kapillargefässe zu verletzen.

Jede Zelle entnimmt der sie umgebenden Flüssigkeit, was sie an Nahrung und Sauerstoff braucht, um ihr Zellenleben zu erhalten, und lässt dafür alle durch ihre Lebenstätigkeit ausgeschiedenen Abfallprodukte in die Flüssigkeit zurückgehen. Das stetige Fliessen darf niemals aufhören, da sonst die Zellen verkümmern, ja vielleicht sterben müssten, und zwar nicht allein aus Mangel an Nahrung und Sauerstoff, sondern auch, weil sie dann von giftigen Abfallstoffen überflutet würden.

Nach Auffassung der Volksmedizin entstehen Krankheiten aus einer Störung gewisser grundlegender Faktoren der Lebensgesetze. Das heisst also, die Volksmedizin betrachtet die Ernährung der Körperzellen als ausschlaggebend für Gesundheit oder Krankheit.

Eine Krankheit kommt nicht ohne jede Veranlassung unverhofft wie ein Dieb bei Nacht. Bevor irgendwelche schädlichen Mikroorganismen zum Angriff schreiten, sich vermehren, gedeihen und ihre zerstörende Wirkung ausüben können, müssen sie erst einmal in die Zellen hineingelangen. Beim Auftreten einer Krankheit sollte man deshalb zunächst daran denken, wie den Körperzellen zu helfen ist. Ein Mittel ist die vermehrte Aufnahme von sauren Getränken, wie Apfel-, Preiselbeer- und Traubensaft, da Säure die Körperflüssigkeit verdünnt und in Fluss hält, während alkalische Getränke sie verdicken und ihren Kreislauf hemmen. Andere Mittel regen durch schweisstreibende oder abführende Wirkung Haut- und Darmtätigkeit an.

Wie vielfältig die Anwendungsmöglichkeiten der Naturgesetze in bezug auf günstige Vorbedingungen für gesunden Nachwuchs sind, mögen ein paar nachstehende Beispiele erhellen.

Ein Farmer klagte mir sein Leid darüber, dass von den vierundfünfzig Kühen seiner Herde dreiundzwanzig nicht mehr trächtig werden wollten. Bei einigen war dies schon seit einem Jahr der Fall. Diese Kühe waren also zu nutzlosen Kostgängern geworden, und ihr Ausfall warf seinen ganzen Milchproduktionsplan über den Haufen. So bat er mich denn um meine Hilfe.

Ich riet ihm nun, der zweimal täglich ausgegebenen Futterration für diese Kühe sowie für den Zuchtbullen je einen reichlichen halben Deziliter Obstessig zuzugiessen. Der Zweck war, durch diesen Essig mit seinem hohen Gehalt an Kalium und anderen Mineralien in den Körpern der Tiere den natürlichen, normalen Fortpflanzungstrieb wieder zu erwecken.

Die Essigkur wurde am 1. November begonnen. Ende Februar waren alle dreiundzwanzig Kühe trächtig, und eine jede brachte zur gegebenen Zeit ein kräftiges lebensvolles Kälbchen zur Welt, das fünf Minuten nach seiner Geburt bereits auf den Beinen stand und eine halbe Stunde später schon wacker am Euter sog. Sämtliche Kälblein hatten dichtes Fell und solide Beine und erwiesen sich bald als intelligente Tiere, die von ihren Eltern manches angeborene Wissen mitbekommen hatten. Sie brauchten nicht erst zu lernen, wie man aus einem Eimer trinkt, sie konnten es von Anfang an.

Eine ähnliche Erfahrung machte ich mit Hunden. Ein Freund von mir, von Beruf Zahnarzt, züchtete nebenbei Boxerhunde. Er hatte eine lange Liste von Leuten, die gern Junge aus seiner Zucht kaufen wollten. Nun befand er sich in einem argen Dilemma; denn von den fünf Hündinnen seines Zwingers hatte im vergangenen Jahr nur eine einzige Junge geworfen. Nach den Lehren der Volksmedizin lag dies offenbar an einem Mangel an Kalium und anderen Mineralien. Ich empfahl ihm also, dem Futter jeder Hündin einmal täglich einen Esslöffel Obstessig beizufügen.

Nach Ablauf eines Wintermonats teilte er mir mit, der Essig habe bereits eine chemische Veränderung in den Körpern der Tiere bewirkt, ihr Urin färbe den Schnee nicht mehr gelb, sondern lasse ihn weiss. Im folgenden Jahr warfen alle fünf Hündinnen Junge. Sämtliche Welpen kamen gesund und kräftig zur Welt. Kurz, es verlief alles normal und nach Wunsch.

Ich habe bereits darauf hingewiesen, dass die natürlichen Lebensgesetze, die für Tiere gelten, auch für den Menschen Gültigkeit haben. Ein befreundeter Kollege und seine Frau waren nach siebenjähriger Ehe zu ihrem grossen Kummer noch immer kinderlos. Obwohl beide sich sehnlichst eigene Kinder wünschten, begannen sie sich allmählich damit abzufinden, dass sie wohl auf dieses Glück verzichten müssten. Da beide Ehegatten durchaus gesund waren, konnte mein Freund sich diese Kinderlosigkeit nicht erklären.

Ich schlug ihm vor, dass sie beide, sowohl er als seine Frau zu einer anderen Kost übergehen sollten: statt Weizenbrot und anderer Weizenprodukte Roggenbrot, Mais und Hafer; anstelle von weissem Zucker Honig; statt Orangen und Grapefruits lieber Früchte kälterer Regionen, wie Äpfel, Weintrauben und Preiselbeeren. Sie befolgten meinen Rat und nahmen überdies noch zu jeder Mahlzeit zwei Teelöffel Honig und zwei Teelöffel Obstessig in einem Glas Wasser, das sie langsam, schluckweise tranken, etwa so, wie man es mit Tee oder Kaffee zu tun pflegt. Als Ergebnis dieser vermehrten täglichen Aufnahme von Kalium kam die Frau bald in andere Umstände, und nach angemessener Zeit wurde dem Ehepaar ein kräftiges, gesundes Kind geboren.

V Jedem die richtige Ernährung

Die drei europäischen Menschentypen und ihre hauptsächlichsten Eigenschaften – «Minus»- und «Plus»-Typ – «Sauer» und «Alkalisch»

Wenn unsere Vermonter Volksmedizin den charakteristischen Merkmalen der verschiedenen Volkstypen eine grosse Bedeutung beimisst, so stützt sie sich dabei auf mannigfache Erfahrungen in bezug auf Pflege und Fütterung der verschiedenen Zuchtviehrassen. Bei uns kommen drei Stück Vieh auf den Kopf der Bevölkerung. Und jeder Farmer weiss, dass beispielsweise eine Guernsey-Kuh anderes Futter braucht als eine Holsteiner Kuh und diese wiederum anderes als eine Kuh der Jersey- oder irgendeiner anderen Rasse. Es ist unerlässlich, dass er die charakteristischen Merkmale der Rassen kennt, aus denen seine Herde besteht, damit ihm diese den erwarteten Ertrag liefert und sich bezahlt macht.

Wie der Farmer sich mit dem Viehfutter nach der jeweiligen besonderen Eigenart der Zuchtrassen richtet, so geht auch die Volksmedizin von der Theorie aus, dass der Mensch den Ernährungsgewohnheiten derjenigen Typengruppe folgen sollte, der er angehört. Damit ist schon ein grosser Schritt zur Vorbeugung von Krankheiten getan, weil die Körperzellen eben die Nahrung erhalten, die ihnen am zuträglichsten ist.

An den Pflanzen können wir gut beobachten, wie die Eigenheiten jeder Art sich in bestimmten charakteristischen Zügen zeigen. Einen Kaktus erkennen wir an gewissen typischen Merkmalen, die sich im Laufe unzähliger Generationen entwikkelt haben, so die Widerstandsfähigkeit gegen Hitze, die Fähigkeit, Feuchtigkeit zu speichern und unter Lebensbedingungen zu gedeihen, die beispielsweise für Tomaten oder für Brunnenkresse vernichtend wären.

Die drei europäischen Menschentypen sind der nordische, der alpine und der Mittelmeertyp. Nordisch heisst soviel wie im Norden lebend, also in jenen küstenreichen Gebieten des nördlichen Europa, die während vieler Monate des Jahres keine Vegetation hervorbringen. Infolgedessen sind die Nordländer vornehmlich Fischesser; sie essen etwa zehnmal mehr Fisch- als Fleischkost. Was pflanzliche Kost anbelangt, so müssen sie, da das Land nur wenig liefert, ihren Bedarf daran weitgehend aus an die Küste geschwemmten Algen decken sowie aus Moosarten, die an den felsigen Ufern geerntet werden.

Das auffälligste Merkmal des Nordländers ist seine Blondheit, ein Grad von Blondheit, wie er sonst nicht vorkommt. Der Nordländer ist zumeist hoch gewachsen, hat blaue, graue oder grüne Augen, blondes oder hellbraunes Haar, eine schmale Nase, sehr helle Haut und einen sogenannten Langschädel, das heisst sein Schädel misst von der Stirn zum Hinterkopf mehr als von einer Seite zur andern.

Ein Mensch, dessen «Gehäuse» typisch nordisch ist, fühlt sich am wohlsten, wenn er sich nach Möglichkeit an die seinem Typus angemessene, also gewissermassen an seine angestammte Kost hält. Er wird weniger anfällig für Krankheiten sein, bessere Zähne und mehr Energie haben. Weizenbrot und andere Weizenprodukte sind nichts für ihn; er braucht Roggenbrot. Honig bekommt ihm besser als weisser Zucker. Anstelle von Rind-, Hammel- oder Schweinefleisch sollte er Meeresprodukte, also Fische und andere Seetiere essen. Und was endlich jene höchst wertvolle pflanzliche Kost des Nordens betrifft, so kann er sie sich überall beschaffen, denn alle Reformläden und Drogerien führen Tabletten, die sämtliche 45 Mineralien der Algen enthalten. In Amerika werden sie im allgemeinen unter dem Namen «Kelp tablets» = Seetangtabletten verkauft. (Bei uns in Reformhäusern als Kelpophos oder Algenpulver erhältlich.) Eine solche Tablette pro Tag versorgt ihn ausreichend mit den Mineralien, deren sein Körper auf Grund der jahrhundertelangen Gewöhnung seiner Vorfahren bedarf.

Ist das «menschliche Gehäuse» ein alpines, so hat sein Inhaber hell- oder dunkelbraune Augen, kastanienbraunes oder schwarzes Haar und einen Rundschädel, das heisst die Neigung zu einer gewissen Breite von Ohr zu Ohr. Für ihn besteht die richtige

Ernährung in allem, was das Land hervorbringt: Getreide, Fleisch und Wild.

Wer schwarze Augen, dunkle Haut, schwarze Haare und einen Langschädel hat, gehört dem Mittelmeertypus an. Er darf jede Art von Kost geniessen, Molkereierzeugnisse sowie Meerestiere, Getreideprodukte (vor allem Mais) und Obst, besonders Trauben und Traubensaft.

Alle Geschöpfe der Tierwelt, Menschen inbegriffen, besitzen die Fähigkeit, sich ihrer jeweiligen Umgebung anzupassen. Diese Anpassung vollzieht sich jedoch nicht im Laufe von einer oder zwei, ja nicht einmal von mehreren Generationen. Man muss sich nur darüber klar sein, dass sich in neuerer Zeit die Ernährungsgewohnheiten fast aller Völker ausserordentlich gewandelt haben.

Dank der Entwicklung von Technik und Verkehr konnten weite Flächen bis anhin unbebauten Landes nutzbar gemacht werden. Dies hat zu einer allgemeinen Bevölkerungszunahme beigetragen, die um so schneller vor sich geht, als auch in der Bekämpfung epidemischer Seuchen grosse Fortschritte gemacht wurden. Diese ganze Entwicklung hat das Schwergewicht der Ernährung von Meeres- auf Landesprodukte verschoben, ein Wechsel, der sich bei Menschen nordischer Herkunft besonders bemerkbar macht. Die verschiedenen Bedürfnisse der Bodenprodukte entsprechen den ebenso verschiedenen Bedürfnissen der Menschen. Gewisse Pflanzen gewähren gute Ernten, solange der Boden neu ist, gedeihen jedoch nicht mehr, sobald er gewisse Substanzen verloren hat. Manche Farmer bauen dann etwas anderes an. Wenn man aber den Boden nur ausnutzt, anstatt ihn zu bearbeiten und die fehlenden Mineralien zu ersetzen, so kann auf die Dauer nichts Rechtes mehr auf ihm wachsen.

Bei Mengeanalysen von Nahrungsmitteln zeigen die mineralischen Bestandteile die grössten Unterschiede. Am allergrössten ist dieser Unterschied zwischen Meeres- und Landesprodukten. Viele Mineralien werden durch den Regen vom Lande weg und ins Meer gespült. Dies gilt insbesondere für die leichter löslichen Mineralien und ihre Salze. Der Unterschied wäre sogar noch grösser, würde nicht ständig durch Gesteinszerfall neuer Boden gebildet. Die Verarmung des Bodens wird beschleunigt, wenn Jahr für Jahr nur angepflanzt wird, ohne mit geeigneten Düngemitteln nachzuhelfen.

Unterabteilungen der Volkstypengruppen bilden die durch besondere anatomische, nervenkonstitutionelle, familienbedingte und chemische Merkmale gekennzeichneten Typen. Die Beachtung all solcher typischen Merkmale dient der Volksmedizin zum besseren Verständnis des Menschen.

Unter anatomischem Typus verstehe ich den Körperbau, das heisst ob ein Mensch von schlanker, mittlerer oder untersetzter Gestalt ist.

Beim schlanken Typus ist das ganze Knochengerüst leicht gebaut. Ein solcher Mensch ist entweder klein und zierlich oder gross und schlank. In der Regel hat er lange Arme und Beine und ein schmales Gesicht. Er hat wenig überschüssiges Fett und im allgemeinen weiche, zarte Haut. Sein Haar ist dicht und fällt nicht leicht aus.

Der mittlere Typus wird oft als der *normale* bezeichnet. Seine Gestalt hält die Mitte zwischen dem schlanken und dem untersetzten Typus.

Der untersetzte Typus ist kräftiger von Gestalt. Sein Knochengerüst ist breiter und schwerer gebaut. Die Muskeln sind stark ausgeprägt. In der Regel hat er derbere Haut, aber weniger üppiges Haar, das er oft schon frühzeitig verliert. Er zeigt Anlagen zu Fettansatz. Der Hals ist im Verhältnis zum Körper kurz und dick, die Schultern breit und kantig. Im ganzen wirkt er stämmig. Die Brust ist massiv, Arme und Beine kurz, das Gesicht breit und rund.

Die Volksmedizin hat einige recht interessante und bemerkenswerte Beobachtungen in bezug auf den schlanken und den untersetzten Typ gemacht:

Wird der schlanke Typ krank, so geschieht dies in der Regel im Frühling. Deshalb sollte er um diese Jahreszeit besonders sorgfältig darauf achten, dass er die richtige Kost isst, nachts genügend schläft und sich tagsüber nicht übermässig anstrengt.

Wenn er gewohnt ist, alljährlich eine kleine Erholungskur zu machen, so sollte er dies im Frühling tun.

Den untersetzten Typ hingegen befallen Krankheiten vornehmlich im Herbst. Er sollte in dieser Jahreszeit also die entsprechenden Vorkehrungen treffen.

Der untersetzte Typ altert früher als der schlanke. Solange er jung ist, ist er äusserst leistungsfähig und in bester Verfassung. Hat er einmal die Fünzig überschritten, so beginnen sich bei ihm Alterserscheinungen bemerkbar zu machen.

Dem schlanken Typ hingegen fällt es zunächst schwer, die Aufgaben des Lebens zu bewältigen. Er ist ein langsamer Beginner, aber ein vorzüglicher Beender. Oftmals ist er am leistungsfähigsten, wenn er die Fünfzig überschritten hat, und wundert sich dann selber über seine Ausdauer und Gesundheit.

Der untersetzte Typ hat im allgemeinen einen höheren Blutdruck als der schlanke. In meiner Gegend in Vermont steigt der Blutdruck jeweils während der kalten Jahreszeit, wenn der Körper in dem Bemühen, sich gegen die Kälte zu isolieren, den grössten Teil des Blutes von der Haut weg ins Innere treibt.

Nachdem wir den Körper als Ganzes betrachtet haben, sollten wir uns zweckmässigerweise auch noch mit der Ohrengrösse befassen. Leute mit grossen Ohren pflegen gern Gemüse und ausgiebige, derbe Gerichte zu essen. Leute mit kleinen Ohren essen im allgemeinen lieber Fleisch und würzige, konzentrierte Kost. Natürlich trifft dies nicht immer zu, aber es ist doch oft genug der Fall, um als Anhaltspunkt zu dienen, wenn es darum geht, einem Patienten Ratschläge hinsichtlich einer seinem Typus besonders zuträglichen Diät zu erteilen.

Wer Gelegenheit hat, Tiere in Haus und Hof sowie in freier Wildnis zu beobachten, wird die Erfahrung machen, dass die Nervenkonstitution bei Tieren wie bei Menschen von den Eltern abhängt. Die Grundlagen werden durch die Art der Ernährung beider Eltern, insbesondere der Mutter, geschaffen. Sie kann, je nachdem, einen Rennpferd-Typ ergeben (auch bei Menschen) oder einen Ackergaul-Typ. Je nach der Ernährung wird das Neugeborene grösser oder kleiner sein. Eine sonst ausgezeichnete

Erbanlage kann durch falsche Kost der Eltern geradezu verhängnisvoll beeinträchtigt werden.

Die beiden Abteilungen unseres Nervensystems, die man als das sympathische und das parasympathische bezeichnet, sind zwei Getrieben vergleichbar, mit denen die Kraft eines Motors geregelt wird. Die Ernährungsweise der Eltern ist entscheidend dafür, ob bei ihrem Kind der Sympathicus oder der Parasympathicus vorherrschend sein wird. Der erstere bringt den menschlichen Motor auf hohe, der letztere setzt ihn auf niedrige Touren.

Bei unvorhergesehenen Ereignissen, wie Unglücksfällen, plötzlicher Gefahr oder dringender Notlage, gehen im Körper jähe Veränderungen vor, die seine Leistungsfähigkeit steigern. Alle Kräfte werden eingesetzt, der Motor muss auf Hochtouren laufen, um dies alles zu bewältigen: Unterbrechung der Darmtätigkeit, Ableitung des Blutes von den Organen des Unterleibs zu denjenigen, die für die im Augenblick zu leistende Muskelarbeit von unmittelbarer Wichtigkeit sind, erhöhte Herztätigkeit, Extraabgang von Blutkörperchen aus der Milz, tiefere Atmung, Erweiterung der zur Lunge führenden Atemwege, leichte Überwindung von Muskelanstrengungen, Mobilmachung von Zucker im Blutkreislauf.

Auch Angst, Sorgen, missliche Verhältnisse, Kummer, ein jäher Temperatursturz des Wetters und gewisse Nahrungsmittel stellen ähnliche, wenngleich nicht so heftige Anforderungen an die Nerven-, Drüsen- und chemischen Funktionen, die den Körper befähigen, mehr oder minder grosse Anstrengungen zu bewältigen. Wenn nun der eine oder andere dieser Umstände den Körper andauernd in einen solchen Ausnahmezustand versetzt, so wird den Zellen das nötige Quantum Nahrung vorenthalten, das sie haben müssen, um Reserven aufzubauen.

Solltest du, lieber Leser, zu jenen Leuten gehören, die mit einem menschlichen Motor auf die Welt gekommen sind, der auf Hochtouren läuft, so kann dir unsere Volksmedizin helfen, damit du unangefochten durchs Leben kommen, deine Aufgaben erfüllen und dein Dasein geniessen kannst. Wir wissen hierzulande, wie man den Motor auf niedrige Touren setzt. Wüssten wir das nicht, so würden wir die Belastung durch den fortwährenden Wetterwechsel, dem wir hier beständig ausgesetzt sind, gar nicht ertragen.

Das erste, was zu tun ist, betrifft die Ernährung. Alle Nahrungsmittel, die eine alkalische Reaktion des Urins bewirken, sind wegzulassen. Eine solche Reaktion tritt aber ein, wenn der menschliche Motor auf Hochtouren eingestellt wird. Von Weizenprodukten sollte abgesehen, dafür nach Möglichkeit Mais in jeder Form gegessen werden, ferner Honig statt Zucker; und anstelle von Orangen und Grapefruits, die ebenso wie ihr Saft jene unerwünschte alkalische Urinreaktion hervorrufen, sind Trauben, Äpfel und Preiselbeeren bzw. deren Saft zu nehmen. Weniger Fleisch, dafür mehr Fische und andere Seetiere! Meeresprodukte wirken beruhigend auf den Körper.

Wichtig ist die tägliche Einnahme einer organischen Säure zur Bekämpfung der gesteigerten alkalischen Reaktion des Blutes, die durch den auf Hochtouren arbeitenden Motor verursacht wird. Am besten nimmst du jeden Morgen zwei Teelöffel Obstessig in einem Glas Wasser, das du noch vor dem Frühstück trinkst, während du dich ankleidest.

Kalte Getränke solltest du meiden, warme sind besser für dich. Vergiss nicht, dass Wärme den Körper beruhigt! Er braucht sie, und du kannst sie ihm auf mancherlei Art verschaffen, zum Beispiel durch Sonnenbäder (auch mit künstlicher Sonne) oder Fussbäder, wobei die Füsse bis über die Knöchel zwanzig Minuten lang im heissen Wasser bleiben müssen. Diese Fussbäder sind vorzugsweise abends vor dem Schlafengehen zu nehmen. Und schliesslich leistet ein Heizkissen immer gute Dienste, nicht nur als Bettwärmer, sondern auch tagsüber auf den Leib oder zwischen Rücken und Stuhllehne gelegt, bis der Körper wohlig warm ist.

Wenn du die verschiedenen Methoden der Volksmedizin ausprobierst, um deinen menschlichen Motor zu regulieren, wirst du bald selber herausfinden, welche bei dir am besten wirken. Was die familienbedingte Prägung betrifft, so gibt es da zweierlei Typen.

Als *Minus-Typ* wird ein Mensch bezeichnet, wenn Messungen ergeben, dass die Zahl seiner Pulsschläge und seiner Atemzüge pro Minute sowie seine Temperatur (im Munde und bei voller Gesundheit gemessen) und sein Blutdruck unter dem als Norm geltenden Durchschnitt liegen.

Als *Plus-Typ* bezeichnet man einen Menschen, bei dem die Ergebnisse all dieser Messungen der Norm entsprechen.

Einen hundertprozentigen Minus- oder Plus-Typ gibt es nicht. Das übliche Mass liegt etwa bei 75 Prozent. Ein Ergebnis von 60 bis 80 Prozent gilt als durchaus befriedigend.

Der Minus-Typ pflegt in der ersten Zeit seines Lebens bis zum Alter von fünfundzwanzig Jahren äusserst rege und tatkräftig zu sein. Er kann sein Tagwerk in aller Frühe beginnen und bis in die Nacht hinein arbeiten, ohne zu ermüden. Besucht er spät abends noch eine Gesellschaft oder ein Tanzvergnügen, so ist er am folgenden Tag dennoch munter. Selbst ein kurzer Schlaf erquickt ihn genügend, so dass er morgens wohlausgeruht mit frischer Kraft an die Arbeit geht. Manch einer beneidet ihn wohl darum und möchte wissen, wie dieser Mensch es fertigbringt, niemals müde zu sein.

Lässt er nun die Jahre so verstreichen, ohne viel danach zu fragen, welche Kost einem Menschen seines Volkstyps am zuträglichsten ist, so kommt eine Zeit, da er sich abends nach getaner Arbeit müde fühlt. Die Nachtruhe bringt ihm zwar so viel Erholung, dass er den andern Tag frisch beginnen kann, aber am Abend stellt sich wieder die Müdigkeit ein. Allmählich vermag ihn auch der nächtliche Schlaf nicht mehr ganz davon zu befreien, und am Morgen geht er schon ein wenig matt ans Werk. Schliesslich fühlt er sich eigentlich dauernd mehr oder minder müde, wird lustlos, findet keine rechte Freude mehr an seiner Arbeit und sieht ein, dass er unbedingt einmal ordentlich ausspannen und sich erholen müsste.

Dabei handelt es sich um eine rein körperliche Müdigkeit. Geistig ist er unverändert rege. Sobald er sich niederlegt oder in einen bequemen Lehnstuhl setzt, um auszuruhen, greift er nach einer Zeitung, einer Zeitschrift oder einem Buch. Sein Erlahmen tagsüber ist ja auch kein geistiges. Er neigt überhaupt mehr zu geistiger als zu körperlicher Betätigung. Aus Sport macht er sich nichts, da dieser ihn eher anstrengt als erquickt. Nach ungewohnten physischen Anstrengungen fühlt er sich anderntags sogar geistig etwas erschöpft.

Wenn ein Minus-Typ jedoch das Bedürfnis nach irgendeiner körperlichen Betätigung hat, dann ist Gartenarbeit für ihn das Ideale. Denn ein Garten, der ja niemals fertig ist, nimmt nicht nur den Körper in Anspruch, sondern auch die Gedanken. Was Leute jenes Schlages am dringendsten brauchen, ist Ablenkung. Und dafür gibt es nichts Besseres als ein Hobby oder deren mehrere, die keine grossen physischen Anstrengungen erfordern. Musizieren, Briefmarken sammeln, das Anhören schöner Platten, Radio, Kartenspiele, Bücher, Autoausflüge, Malen und Zeichnen, Häkeln, Stricken und Sticken, Holz- und Metallarbeiten, Basteln – all diese Dinge können so viel innere Befriedigung geben, dass man sich hernach an Leib und Seele erfrischt mit neuem Schwung wieder seiner täglichen Berufsarbeit zuwendet. Minus-Typen sind sehr empfänglich für geistige Anregungen und Zerstreuungen. Fühlen sie sich abends müde und deprimiert, so kann ein Kinobesuch, ein interessantes Buch, eine Fernsehvorführung, eine kleine Spazierfahrt im Auto oder eben die Beschäftigung mit einem Hobby für sie eine ebenso grosse Erholung sein wie sportliche Freuden für den entgegengesetzten Typ.

Wenn man sich wohl fühlt, schläft man fest und tief und lässt sich weder durch Geräusche im Hause noch durch ein Gewitter oder den Verkehr auf der Strasse stören. Fühlt man sich nicht wohl, so hat man einen leisen Schlaf, erwacht leicht um Mitternacht oder um drei Uhr morgens und hat dann Mühe, wieder einzuschlafen.

Für Minus-Typen ist die Zeit von sechs bis zehn Uhr morgens schwerer als jene zwischen sechs und zehn Uhr abends. Oft sind sie hellwach, wenn es Zeit zum Schlafengehen ist, ja sie fühlen sich gerade dann am muntersten und würden am liebsten aufbleiben. Morgens beim Erwachen spüren sie häufig einen Druck im Kopf, der zumeist im Laufe des Vormittags vergeht.

Entwickelt er sich jedoch zu richtigen Kopfschmerzen, so ist der Tag verdorben, und es fehlt die Lust zu arbeiten. Manchmal quälen sie auch Schmerzen am Hinterkopf, ein Gefühl der Spannung im Nacken. Zuweilen mögen sie auch Kopfjucken haben, das aber durch eine Haarwäsche verschwindet, oder ein Jucken in der Nase, so dass sie sie ständig reiben.

Der Minus-Typ leidet an kalten Händen und Füssen, die ihm auch leicht einschlafen, wenn er die Füsse übereinanderschlägt. Bisweilen erwacht er nachts mit abgestorbenen Händen, weil er mit gekreuzten Armen geschlafen hat, und muss sie dann tüchtig reiben, damit sie wieder Gefühl bekommen. Hin und wieder hat er auch Schmerzen in Armen und Beinen.

Extreme Temperaturen sind nichts für Minus-Typen. Bei kaltem Wetter gehen sie nur aus, wenn es unbedingt nötig ist, denn es fällt ihrem Körper schwer, sich tiefen Temperaturen anzupassen. Wenn sie ausgehen müssen, hüllen sie die Hände und Füsse möglichst warm ein; denn wenn sie kalt werden, fühlen sie sich im ganzen elend. Anderseits ertragen sie auch keine grosse Hitze, und wenn das Thermometer im Sommer auf 30 Grad oder noch höher steigt, sind sie zu nichts mehr zu gebrauchen. Sie fühlen sich am wohlsten bei mittlerer, gemässigter Temperatur. Erwischen sie eine Erkältung, so ist sie hartnäckig und setzt sich leicht in der Brust fest. Wenn sie müde sind, wird ihre Stimme klanglos. Sie müssen sich dann beim Sprechen anstrengen, und wer sie gut kennt, merkt ihrer Stimme an, ob sie müde sind oder munter.

Leute dieses Typus reden sich leicht ein, sie seien gallenleidend, weil sie von Zeit zu Zeit Schwindelanfälle sowie ein unangenehmes Empfinden an der rechten Seite haben. Auch besteht die Neigung, ohne ersichtliche Ursache nach dem Essen aufzustossen. Ein andermal stellt sich etwa eine Stunde nach der Mahlzeit ein Brennen in der Magengegend ein oder ein Gefühl von Aufgetriebenheit des Leibes, so dass die Kleider gelockert werden müssen. Sofern sie sich nicht an eine strenge Regelmässigkeit ihrer Darmfunktion gewöhnt haben, leiden diese Menschen wahrscheinlich an Verstopfung.

Sie konsultieren des öftern Ärzte, und diese raten ihnen, sich operieren zu lassen. Man darf daher annehmen, dass sie mindestens eine, wenn nicht gar mehrere der folgenden Operationen bereits hinter sich haben: eine Nasenoperation, die Entfernung der Mandeln, diejenige des Blinddarms und eine Operation der Gallenblase. In der Regel werden sie trotzdem sehr alt, oft über achtzig Jahre.

Wenn du ein solcher Minus-Typ bist, so solltest du den nachstehenden Bemerkungen über Ernährungsfragen deine besondere Aufmerksamkeit schenken.

Weisser (raffinierter) Zucker verleiht dir nicht die Energie, die du brauchst, um deine tägliche Arbeit zu leisten. Wenn du stattdessen Honig nimmst, so wird er dir die Kräfte geben, die du zur Erfüllung deiner Aufgaben benötigst, weil sein Zucker, im Gegensatz zum raffinierten, ein vollwertiger ist. Überdies braucht Honig vom menschlichen Körper nicht erst verdaut zu werden, da dies bereits im Magen der Biene geschehen ist. Vier bis sechs Teelöffel Honig pro Tag auf die verschiedenen Mahlzeiten verteilt sollten genügen. Du wirst bald feststellen, dass du weniger nervös bist und nachts besser schläfst. Honig wirkt aber leicht abführend, und wenn du, weil er dir gut schmeckt, zuviel davon nimmst, wirst du das merken. Du solltest also die tägliche Menge dementsprechend bemessen.

Auch weisses Mehl ist nichts für dich. Es bekommt dir schlecht, entwickelt lästige Gase in deinem Magen, verursacht Sodbrennen und führt zu Verstopfung. Es stört deine gesamten Verdauungsvorgänge. Mais- und Roggenprodukte hingegen verträgst du im allgemeinen gut, solltest dich also an diese halten. Im grossen und ganzen aber sind dir Teigwaren nicht sonderlich zuträglich.

In bezug auf proteinreiche, das heisst Eiweissstoffe enthaltende Kost, wie Fleisch, Milch, Eier, Nüsse, Hülsenfrüchte, Geflügel, Fische und andere Seetiere, solltest du gleichfalls Vorsicht walten lassen. Proteinhaltige Nahrung ist von der Natur ausersehen, Ersatz zu schaffen für die Abnützung der Gewebe, die durch die tägliche Arbeit entsteht. Der menschliche Körper vermag aber Proteine nicht so aufzuspeichern wie zum Beispiel Fett und Zucker. Infolgedessen muss er die für die jeweilige Erneuerung seiner Gewebe nicht benötigten, also überschüssigen Proteine wieder ausscheiden.

Wenn du zu Katarrhen der Atemwege neigst, häufig einen Schnupfen, dann und wann eine Bronchitis oder Grippe bekommst oder schon ein paarmal eine Lungenentzündung hattest, musst du deine tägliche Aufnahme an Proteinen einer Revision unterziehen. Denn die Anfälligkeit deines Körpers für all diese Krankheiten nimmt zu, wenn du ihm Tag für Tag eine ausgesprochen proteinreiche Kost, das heisst zu wenig Obst und Gemüse zuführst. Ein Blick auf den Garten mag dies veranschaulichen. Wird der Erde zu viel Stickstoff beigegeben, so leistet dies dem Auftreten von Pflanzenkrankheiten Vorschub. Für den menschlichen Körper bildet proteinhaltige Nahrung die Stickstoffquelle. Ein Zuviel davon führt zu Erkrankungen, beim Menschen wie bei Tier und Pflanze.

Obst und Gemüse, Nüsse und Hülsenfrüchte sind das richtige für den Minus-Typ. Wenn er ausserdem noch Fische und anderes Seegetier isst, wird es ihm gut gehen.

Sein grösstes Problem in biochemischer Hinsicht ist der Kalzium-Stoffwechsel. Ist dieser unzulänglich, so wächst der Mensch schon als Kind nicht so, wie er sollte. Er bekommt schlechte Zähne, verliert beim Kämmen zuviel Haar, hat brüchige Fingernägel.

Knochen, Zähne, Haare und Nägel des Menschen bestehen aus zehn Teilen Kalzium und vier Teilen Phosphor. Der erforderliche Phosphor ist in der Regel vorhanden, an den zehn Teilen Kalzium jedoch fehlt es oft.

Honig erhöht den Kalziumgehalt des Blutes. Untersuchungen haben ergeben, dass die Kalziumzunahme innert zweieinhalb Stunden nach Einnahme des Honigs erfolgt und sich dann vierundzwanzig Stunden auf der gleichen Höhe hält. Durch tägliches Einnehmen von Honig bleibt also der erforderliche Gehalt von zehn Teilen Kalzium auf vier Teile Phosphor ständig gesichert.

Der Plus-Typ ist im allgemeinen körperlich kräftig. In der Jugend zeigt er grosse physische Aktivität, ist ein guter Turner, treibt viel Sport, beteiligt sich an Wettspielen und Turnieren. Er geht gern auf die Wanderschaft, ist ein eifriger Jäger und Fischer, spielt Golf und Tennis. Für ihn ist der wahre Ausdruck des Lebens mehr körperlicher als geistiger Art.

Während der Wachstums- und Entwicklungsjahre ist er selten krank, sofern er genügend Bewegung im Freien hat. Zumeist hat er einen guten Appetit, vornehmlich auf Fleisch, Teigwaren und Süssigkeiten. Aus Gemüse und Salat macht er sich in der Regel wenig.

Bringen es nun die Umstände mit sich, dass so ein Plus-Typ den grössten Teil seiner Zeit in geschlossenen Räumen verbringen muss, weil sein Leben auf eine geistige Tätigkeit ausgerichtet ist, so gelangt er früher oder später zu der Feststellung, dass er immer müde ist. Anstatt ihm Freude zu machen, wird ihm die tägliche Arbeit zur Last, die er wohl oder übel bewältigen muss. Er zeigt sich reizbar, auch wenn er es gar nicht will. Obwohl dies im Grunde seinem Wesen widerspricht, ist es ziemlich schwer, mit ihm auszukommen. Er ist im höchsten Grade empfindlich, auffahrend, leicht beleidigt, regt sich auf, schreit die Leute an. Mitten am Tage, wenn er am wachsten sein sollte, wird er schläfrig. Abends im Bett aber kann er nicht einschlafen. Die Nachtruhe bringt ihm keine genügende Erfrischung, und so beginnt er den neuen Tag schon etwas müde. Immerhin sind die Stunden von sechs bis zehn Uhr morgens für ihn leichter als die Zeit zwischen sechs und zehn Uhr abends. Vorübergehend machen sich bald hier, bald dort in seinem Körper irgendwelche unbestimmten Symptome bemerkbar. Sein Haar lichtet sich rascher, als ihm lieb ist. Kurz, was ihm dringend notzutun scheint, sind lange, ausgiebige Erholungsferien.

Genau wie für den Minus-Typ bestehen auch für den Plus-Typ bestimmte Zusammenhänge zwischen Wohlbefinden und Ernährungsweise, mit denen wir uns hier näher befassen wollen.

Honig sollte der Plus-Typ schon deshalb nehmen, weil sein Nervensystem dazu neigt, überaktiv zu werden. Honig übt, wie wir wissen, auf den Körper eine beruhigende Wirkung aus. Sechs Teelöffel Honig, im Laufe des Tages zu den Mahlzeiten eingenommen, werden ihm sicher gut tun.

In den Jahren grösster physischer Leistungen sind ihm proteinreiche Nahrungsmittel – Fleisch, Milch, Eier, Nüsse, Hülsenfrüchte wie Bohnen und Erbsen, Geflügel, Fische und Schalentiere – am zuträglichsten. Hat er aber einmal das vierzigste Lebensjahr erreicht, so ist eine Änderung seines Speisezettels angezeigt. Da der Körper mittlerweile weniger aktiv geworden ist, muss die proteinhaltige Kost eingeschränkt werden, um unangenehme Folgen zu verhüten.

Auch über seinen chemischen Typus sollte jedermann Bescheid wissen.

Den chemischen Typus eines Tieres oder eines Menschen kann man ähnlich beeinflussen wie seinen Nerventypus. Wer regelmässig den Radio- und Fernsehprogrammen folgt, hört immer wieder die Ausdrücke «*sauer*» und «*alkalisch*».

Natrium setzt das Blut instand, eine normale, schwach alkalische Reaktion zu behalten, indem es den Überschuss an Säuren neutralisiert, die von der Tätigkeit der Körperzellen (Verbrennung von Nahrungsstoffen) und jener der Muskeln bei Arbeit und Spiel herrühren. Die Lebenstätigkeit der Zellen produziert Milchsäure, Kohlensäure, Phosphorsäure und Schwefelsäure.

Den Mechanismus, welcher den chemischen Ausgleich zwischen «sauer» und «alkalisch» regelt, bilden vornehmlich Blut, Lungen und Nieren. Wenn die Säuresekretion des Magens am stärksten ist, das heisst direkt nach dem Essen, ist das Blut alkalischer. Die Nieren, die als Abflussorgane vom Blut dazu benützt werden, Material, das es loszuwerden wünscht, wegzuschaffen, lassen das Natrium durch, mit dem Resultat, dass der Urin von seiner normalen sauren zu einer alkalischen Reaktion übergeht. Später, wenn die Nahrung den Magen verlässt, in die Därme eintritt und vom Blut absorbiert wird, gelangt die Säure ins Blut, wodurch dessen Natriumgehalt wieder herabgesetzt wird. Jetzt möchte das Blut die Säure loswerden. Beim Durchgang durch die Nieren stellt nun die Säure die normale saure Reaktion des Urins wieder her.

Die Lungen sind ein anderes Mittel, durch welches sich das Blut von der Säure befreit. Beim Durchfliessen der Lungen gibt es Kohlensäure ab, um seine normale, schwach alkalische Reaktion zu bewahren.

Wir sagen zuweilen, der Mensch sei «ein schwankendes Rohr im Winde», was soviel heissen will, als dass er vielerlei Bewegungen und Erregungen ausgesetzt ist. In diesem Zusammenhang wollen wir einmal die Beziehung zwischen dem Erregungszustand der Angst und der Reaktion des Urins betrachten, und zwar anhand von morgens beim Aufstehen und abends vor dem Nachtessen vorgenommenen Proben mit Lackmuspapier. Lackmuspapier ist ein speziell präpariertes Papier, das sich rot färbt, wenn die Reaktion sauer, blau, wenn sie alkalisch ist. Es ist in Bündeln zu hundert Blatt in jeder Apotheke erhältlich.

Als Beispiel wähle ich drei menschliche «Versuchskaninchen», bei denen diese Proben stets eine saure Reaktion gezeigt hatten, bis sie ganz plötzlich alkalisch wurde. Alle drei gehörten zur selben Familie: Vater, Mutter und ein in der Nähe wohnender verheirateter Sohn.

Die Bemühungen, der Ursache dieses jähen Wechsels auf die Spur zu kommen, brachten schliesslich an den Tag, dass der jüngere Sohn sich gelegentlich an Trinkgelagen beteiligte, von denen er völlig betrunken heimgebracht wurde. Es handelte sich um eine hochangesehene Familie, und so gerieten die Leute durch diese Zwischenfälle gänzlich aus der Fassung. Während der ältere Sohn sich auf die Suche nach dem «Schandfleck der Familie» begab, warteten Vater und Mutter daheim in Angst und Sorge. Und diese Angst hatte den alkalischen Umschwung der Urinreaktion bewirkt.

Diesen Zusammenhang habe ich auch bei vielen anderen Personen beobachtet. Bei einer zweiundsechzigjährigen Farmersfrau zum Beispiel zeigte sich im Februar unvermittelt zwei Wochen lang eine alkalische Reaktion des Urins. Wir suchten eine Erklärung.

Es stellte sich heraus, dass die Wasserleitung der Farm, die mit einer Quelle verbunden war, infolge des ungewöhnlich kalten Wetters einzufrieren drohte. Das hätte bedeutet, dass das ganze Wasser für den Haushalt und für das Vieh von einem mehr als drei Kilometer entfernten Bach herbeigeschafft werden müsste, eine ebenso zeitraubende wie mühsame Arbeit bei zwanzig Grad Kälte. Vor Jahren war es schon einmal passiert.

Es war die Angst vor diesen Schwierigkeiten, die den Wechsel der Reaktion bewirkt hatte. Sobald das Wetter sich änderte und die Gefahr vorüber war, wurde die Urinreaktion wieder sauer.

Eine meiner Patientinnen, eine Frau in den Sechzigern, war bekannt als Sängerin alter Volkslieder, die sie in ihrer Kindheit gelernt hatte und manchmal öffentlich vortrug. Alljährlich fand im August ein Treffen zur Pflege von Volksmusik und alten Tänzen statt, und auf einmal wurde die Urinreaktion meiner Patientin, die sonst stets sauer gewesen war, alkalisch. Ich fragte sie, was in diesen drei Tagen vorgefallen sei, und sie gestand mir, dass sie befürchtet hatte, sie könnte die Texte ihrer Lieder vergessen. Kaum war das Fest vorbei, so kehrte die normale Reaktion zurück.

Nahrungsmittel haben einen sehr starken Einfluss auf die Reaktion des Urins. Proteinarme, an Kohlehydraten reiche Kost, wie sie von der Natur für uns vorgesehen ist, versetzt den Körper in eine ruhige, ausgeglichene Verfassung, die ihn befähigt, Reserven für Notzeiten aufzubauen. Greift aber der Mensch willkürlich in die Pläne der Natur ein, indem er das Hauptgewicht von Kohlehydraten auf Proteine verlegt, so wird der Körper beunruhigt, eben ein «schwankendes Rohr im Winde».

Wenn Menschen- oder Tiereltern ein Leben voller Aufregungen führen und überwiegend proteinhaltige Nahrung zu sich nehmen, so ist ihr Kind schon bei der Geburt erschöpft vom Kampf ums Dasein, den es im Mutterleib zu bestehen hatte, während es sein Körperchen aufbaute. Mit anderen Worten, eine sonst vorzügliche Erbanlage kann verdorben werden, wenn die Eltern die Pläne der Natur durchkreuzen. Solche Störungen der Erbanlage können, ja werden sich auf Gehirn und Muskeln,

Verdauungsapparat, Nervensystem und Grösse des Kindes auswirken. Zu klein von Gestalt, wird es Untergewicht haben, vielleicht von irgendwelchen Malen gezeichnet sein, sich geistig nicht rege zeigen, wie es sollte. Die Koordinierung von Gehirn und Muskeln wird zu wünschen übriglassen. Da der Körper, mit dem es auf die Welt kommt, in Unruhe und Erregung entstand, anstatt in friedlicher Ruhe, wird es von Anbeginn geringere Aussicht haben, die nötigen Reserven aufzubauen. Der Natriumgehalt seines Blutes ist zu hoch, die Urinreaktion zumeist alkalisch und nicht normal sauer. Wenn es wohlbehütet und ermutigt wird, so mag es vielleicht seinen Weg im Leben machen, im allgemeinen aber fehlt ihm die genügende Ausdauer für den Erfolg. Sein Körper ist anfällig für Krankheiten. Alles in allem fällt es ihm schwer, sich seiner Umwelt anzupassen.

Nehmen wir ein Beispiel aus dem Tierreich. Wird eine von Natur ausgezeichnete Erbanlage bei Jagdhunden verdorben, so sind die Jungen ängstlich. Wenn sie auf Vogeljagd dressiert werden sollen, muss man ihnen lange zureden und sie umschmeicheln. Junge Hunde hingegen, deren gute Erbanlage dank richtigem Futter vor und nach der Geburt intakt geblieben ist, sind kleine Draufgänger, die man bei der Dressur oft zurückhalten muss, weil sie zu stürmisch sind.

Das gleiche gilt für Rinder. Mögen Rasse und Erbanlagen noch so vorzüglich sein, wenn sie durch falsches Futter beeinträchtigt werden, kommt ein schwächliches, zimperliches Kälbchen zur Welt, das sich nicht etwa, wie es doch sollte, alsbald auf die Beine stellt, dem es an Intelligenz und Munterkeit gebricht und dem das Trinken aus einem Eimer erst beigebracht werden muss. Wenn es später in die Herde aufgenommen wird, darf man keine grossen Leistungen von ihm verlangen, es erkrankt leichter als die übrigen Tiere, und sein Milchertrag ist, gemessen an dem, was man im Hinblick auf seine Eltern erwarten konnte, recht spärlich.

Bei angemessenem Futter hingegen kommt ein Kälbchen von normaler Grösse zur Welt, mit dichtem Fell und kräftigen Beinen.

Schon fünf Minuten nach seiner Geburt steht es auf, und eine halbe Stunde danach saugt es bereits am Euter. Es glotzt den Trinkeimer nicht an wie ein unbegreifliches Geheimnis, sondern weiss, dass und wie man daraus saufen kann. In der Herde wird es, wie man zu sagen pflegt, «seinen Leuten Ehre machen».

Die Erklärung – ob es sich nun um Tiere oder um Menschen handelt – ist die, dass Störungen der Erbanlagen eine Veränderung des chemischen Typs bewirken, die ihrerseits wieder die Anpassung des Individuums an seine Umwelt erschwert, ja vielleicht in praktischer Hinsicht unmöglich macht.

Wie lässt sich das verhüten?

Nehmen wir noch einmal das Beispiel der Jagdhunde. Wir wollen keine Fehlgeburt und keine Kümmerlinge haben, sondern eine normale Anzahl kräftiger junger Hunde, die genügend Körperreserven haben, um sich gut zu entwickeln.

Wir können das erreichen, indem wir dem Futter der Hündin täglich einen Teelöffel Obstessig beifügen. Dieser liefert – abgesehen von einer Veränderung des Zuckergehaltes – alles, was ursprünglich im Apfel enthalten war. Worauf es dabei ankommt, ist das Kalium, das den Körper in eine friedlich ruhige, für den Aufbau von Reserven günstige Verfassung bringt. Auf diese Weise helfen wir der Hundemutter, die Körperchen ihrer Jungen mit den richtigen chemischen und anatomischen Anlagen und der rechten Nervenkonstitution aufzubauen.

Einer trächtigen Kuh giesse man täglich zweimal einen guten halben Deziliter Obstessig auf die Futterration, bis das Kälbchen geboren ist. Während der letzten drei Monate füge man dem Essig jeden Montag, Mittwoch und Freitag noch drei Tropfen Lugolsche Lösung (Jod-Jodkali-Lösung) bei.

Der werdenden Mutter eines Menschleins sei für die ganze Dauer der Schwangerschaft empfohlen, morgens beim Aufstehen einen Teelöffel Obstessig in einem Glas Wasser während des Ankleidens zu trinken, ferner tagsüber zwei Teelöffel Obstessig und zwei Teelöffel Honig, ebenfalls in einem Glas Wasser zu nehmen, und zwar zu einer der Hauptmahlzeiten, etwa so, wie man eine Tasse Tee oder Kaffee dazu trinkt.

Während der letzten drei Monate der Schwangerschaft ist diesem Getränk jeden Dienstag und Donnerstag noch ein Tropfen Lugolsche Lösung (Jod-Jodkali-Lösung) zuzufügen.

Die Befolgung dieser Anweisungen, verbunden mit dem bereits erwähnten Übergang von Weizenprodukten auf Roggen und Mais, von weissem Zucker auf Honig usw., sollte eine Gewähr dafür bieten, dass das künftige Baby in vorzüglicher Verfassung ins Leben treten wird. Wächst es dann heran, so wird es als Ergebnis dieser guten Anlage eine robuste Gesundheit und eine leichte Anpassungsfähigkeit an die jeweiligen Anforderungen seiner Umwelt haben.

VI Wie man seine Gesundheit prüft

Treten Krankheiten bei alkalischer oder bei saurer Urinreaktion auf?

Der erste Massstab der Gesundheit ist der Urin. Die Volksmedizin lehrt, dass der Urin stets alkalisch ist, wenn Krankheiten auftreten.

Um mich zu vergewissern, ob es sich tatsächlich so verhält, unterzog ich zwölf Kinder bis zu fünf Jahren und zwölf Erwachsene zwei Jahre lang einer fortlaufenden Kontrolle. Tag für Tag wurden genaue Eintragungen sowohl über die Urinreaktion als auch über die bei den drei Mahlzeiten eingenommene Nahrung dieser vierundzwanzig Personen gemacht. Alle zwei Wochen kamen sie in meine Sprechstunde und legten mir ihre Eintragungen vor. Bei dieser Gelegenheit wurden jedesmal Temperatur, Puls, Atmung und Blutdruck gemessen. Ich schaute allen in den Hals, sah mir die Färbung ihrer Nasenschleimhaut an und stellte fest, ob irgendwelche Drüsenschwellungen vorhanden waren. Neben den regelmässigen Eintragungen über Urinreaktion und Ernährung wurde auch über den täglichen Stuhlgang Buch geführt, desgleichen über die Urinentleerung (Häufigkeit und jeweilige Tageszeiten) und den nächtlichen Schlaf (wie viele Stunden – tief, mittelmässig oder unruhig).

Es stellte sich bald heraus, dass jeweilige Schwankungen in der Reaktion des Urins mit dem Essen zusammenhingen. In dem Buch «Acidosis and Alkalosis» von Dr. med. Stanley Graham und Dr. med. Noah Morris (Edinburgh, E. und S. Livingstone, 1933) steht auf Seite 48 darüber folgendes zu lesen:

«Etwa eine Stunde vor dem Frühstück tritt im Blut eine Zunahme des Bicarbonats ein infolge des Ausfalles an mit dem Magensaft abgesondertem Chlor. Gleichzeitig wird der Urin stärker alkalisch. Diese Erscheinung ist besonders ausgeprägt bei Patienten mit zuviel, fehlt hingegen bei solchen mit zuwenig Salzsäure. Sobald die Nahrung in die Därme gelangt und das

Chlor des Magensaftes wieder absorbiert wird, gehen Bicarbonat und Chlor im Blut auf ihren normalen Stand zurück, und die Urinreaktion wird wieder normal sauer.»

Im Laufe der Untersuchungen erwies sich klar, dass die Reaktion des am Morgen, das heisst nach der langen Pause der Nachtruhe entleerten Urins die aufschlussreichste ist. Die nächstbeste Zeit für eine Probe ist kurz vor dem Abendessen. Aus der morgendlichen Probe ist ersichtlich, ob die Nachtruhe ausreichend war, um die normale saure Reaktion wiederherzustellen, aus der abendlichen (vor dem Nachtessen), in welchem Grade die am Tage ausgeübte Tätigkeit die Reaktion beeinflusst. Zeigt sich diese noch sauer, so ist alles in Ordnung; ist sie jedoch alkalisch, so muss nach der Ursache geforscht werden.

Meine ersten diesbezüglichen Beobachtungen hingen mit gewöhnlichem Schnupfen zusammen. Es zeigte sich, dass der Urin alkalisch wurde, sobald ein Schnupfen im Anzug war, und zwar schon einige Tage vor dem Ausbruch der Erkältung. Während der Genesung wurde er dann wieder sauer und blieb so. Es gelang, durch Umwandlung der alkalischen in eine saure Reaktion die Heilung eines Schnupfens herbeizuführen.

Das gleiche Hinüberwechseln auf eine alkalische Reaktion zeigte sich auch vor dem Ausbruch gewisser Kinderkrankheiten, wie Windpocken und Masern. Dank der Anwendung therapeutischer Mittel, die den Urin zu einer sauren Reaktion zurückführten, traten diese Kinderkrankheiten entweder gar nicht oder nur in sehr milder, rasch verlaufender Form auf.

Weitere Untersuchungen über die Zusammenhänge zwischen dem Gesundheitszustand und der Urinreaktion meiner Patienten führten unter anderem zur Feststellung eines solchen Zusammenhanges bei Stirnhöhlenkatarrh. In diesen Fällen pflegte die alkalische Reaktion schon eine bis zwei Wochen vor dem akuten Ausbruch einzutreten. Genau wie bei den Kinderkrankheiten bewirkten auch hier rechtzeitig getroffene Massnahmen zur Umwandlung der Urinreaktion in eine saure, dass die akute Erkrankung entweder ganz ausblieb oder einen sehr milden, raschen Verlauf nahm.

Der gleiche Zusammenhang und dieselbe charakteristische Besserung durch Herbeiführung einer sauren Urinreaktion liess sich auch bei Asthma sowie bei Heuschnupfen und vielen anderen Erkrankungen beobachten.

Nach Ablauf der zwei Jahre war ich in der Lage, die ursprüngliche Frage «Treten Krankheiten bei alkalischer oder bei saurer Urinreaktion auf?» zu beantworten. Die Antwort lautet, dass eine Krankheit auftritt, wenn die zu den beiden hierfür günstigsten Tageszeiten vorgenommenen Proben eine alkalische Reaktion zeigen, das heisst, wenn sie das Lackmuspapier blau färben.

Der Zusammenhang zwischen dem schlechten Gesundheitszustand eines Menschen und der alkalischen Reaktion seines Urins legt die Annahme nahe, dass jedes Individuum seine besonders empfindlichen biochemisch «schwachen Stellen» hat. Wird eine von diesen betroffen, so tritt eine Alarmreaktion in Form bestimmter Symptome ein. Wie immer die Diagnose lauten mag, ist es jedenfalls angezeigt, den chemischen und physiologischen Normalzustand des Körpers wiederherzustellen.

Eine zweite Beobachtung in diesem Zusammenhang betrifft das Wetter. Ich stellte fest, dass die Urinreaktion zwei Tage vor einem starken Absinken der Temperatur alkalisch wurde und nach Eintritt des Wetterwechsels nochmals zwei Tage brauchte, bis sie wieder normal sauer war. Eine Feststellung, welche die Mütter meiner kleinen «Versuchskaninchen» bald veranlasste, die Fenster der Kinderschlafzimmer im Winter geschlossen zu halten; denn da das Offenlassen der Fenster bei kalter Witterung eine alkalische Reaktion des Urins bewirkte, leistete es damit auch Erkrankungen Vorschub. Das Schliessen der Fenster hingegen trug praktisch zur Aufrechterhaltung der sauren Reaktion bei, also zur Verhütung von Krankheiten, deren Vorbote eben die alkalische ist.

Eine der nächstliegenden Fragen war nun, ob der Urin, der durch Kälteeinwirkung zu alkalischer Reaktion übergeht, nicht auch umgekehrt durch Hitze zu einer sauren Reaktion zurückgeführt werden kann. Dank der Mitarbeit meiner Versuchspersonen fand ich auch hierauf die Antwort.

Da es sich erwies, dass alkalisch gewordener Urin durch ein heisses Bad seine saure Reaktion wiedererlangt, bekam nun auch das Glas heisse, langsam geschlürfte Limonade oder das heisse Fussbad, das die Volksmedizin den Müttern empfiehlt, wenn ein Kind krank zu werden droht, medizinisch einen tieferen Sinn.

In dieser Auffassung wurde ich anlässlich eines Besuches bei einem Kollegen noch bestärkt. Er erwähnte beiläufig, dass er, wenn er sich müde fühle, ein türkisches Bad zu nehmen pflege, weil er finde, dass es eine erfrischende Wirkung habe. Ich fragte ihn, ob er bereit wäre, seinen Urin jeweils vor und nach einem solchen türkischen Bad einer Probe zu unterziehen, und er sagte zu. Später berichtete er mir, dass der Urin kurz vor dem Bad alkalisch reagierte, also deutlich auf Ermüdung hinweise, nach dem Bad jedoch eine saure Reaktion zeige. Es war klar, dass die Hitze des Bades diese chemische Veränderung in seinem Körper hervorgerufen hatte.

Das brachte mich auf den Gedanken, mir mit Hilfe meiner vierundzwanzig Versuchspersonen auch Aufschluss über die Einwirkungen körperlicher Ermüdung auf die Urinreaktion zu verschaffen. Ihre Berichte ergaben, dass diese Reaktion je nach den Umständen, von denen die Ermüdung herrührte, sehr unterschiedlich war. So bewirkte zum Beispiel bei einem der Erwachsenen ein halbtägiger Jagdausflug in den Wald die Rückkehr von einer vordem alkalischen zu saurer Reaktion. Machte er sich jedoch daheim zu schaffen, so blieb die alkalische Reaktion bestehen. Ähnlich erging es einem andern, der mir sagte, dass bei ihm körperliche Arbeiten wie Säubern und Putzen der Garage zu einer alkalischen Reaktion führten, während diese nach einem auf Skiern in den Bergen verbrachten Sonntag sauer blieb bzw. wieder sauer wurde, wenn sie vorher alkalisch war.

Da also schwere physische Arbeit – Sport und andere körperliche Freizeitbeschäftigung nicht inbegriffen – eine alkalische Reaktion bewirkte, ergab sich nun die weitere Frage nach dem Einfluss geistiger Arbeit auf die Urinreaktion. Unter meinen zwölf erwachsenen Versuchspersonen befanden sich fünf Geistesarbeiter. Mit ihrer Hilfe gelangten wir zu dem Ergebnis, dass auch langanhaltende geistige Arbeit eine alkalische Reaktion des Urins hervorruft.

Wenn wir den Instinkt der Kindheit verlieren, der uns sagt, welche Nahrung unseren jeweiligen chemischen und physiologischen Bedürfnissen am besten entspricht, berauben wir uns einer der wichtigsten Hilfen zur Erhaltung unserer Gesundheit. Überlegen wir uns also einmal, ob die Urinreaktion uns als Ersatz für diese verkümmerten Instinkte dienen könnte, indem sie uns bei der Wahl einer richtigen Ernährung hilft. Dank meinen Versuchspersonen konnte ich bald eine ganze Liste von solchen Lebensmitteln zusammenstellen, die eine alkalische Reaktion bewirken. Dazu zählen in erster Linie alle Weizenprodukte (Brot und anderes Gebäck, Teigwaren usw.), sofern sie zur täglichen Kost gehören.

Ebenso ergaben die Beobachtungen, dass weisser und brauner Zucker, Ahornzucker und Ahornsirup eine alkalische Reaktion erzeugen, Honig aber nicht. Ich forderte eine Reihe von Personen, die auf Farmen mit Ahornplantagen leben, auf, ihre Urinreaktion vor, während und nach der Zuckerernte zu kontrollieren. Die Ergebnisse zeigten, dass sie nach dem Genuss von Ahornzucker und -sirup alkalisch wurde. Anhand dieser Feststellung wurde mir auch klar, warum uns die in Essig eingelegten Früchte stets mit Ahornzucker gereicht werden. Zweifellos spricht hier die Erkenntnis der Volksmedizin mit, dass durch den Essig, der eine saure Reaktion hervorruft, die schädliche Wirkung des Zuckers aufgehoben wird.

Es ist natürlich im Rahmen dieses Buches nicht möglich, auf alle Untersuchungen, die gemacht wurden, einzugehen. Nachdem wir aber die Zusammenhänge der Urinreaktion mit der Entstehung von Krankheiten, mit dem Wetter, der Ernährung, mit körperlichen und geistigen Anstrengungen betrachtet haben, sollten wir doch noch einen Blick auf ihren Zusammenhang mit dem Schmerz werfen.

Die bei Stirnhöhlenkatarrhen auftretenden Schmerzen sind mit einer alkalischen Urinreaktion verbunden. In der Regel lässt sich ein Umschwung zu saurer Reaktion und damit eine Linderung der Schmerzen erreichen, wenn stündlich – insgesamt siebenmal – ein Teelöffel Obstessig in einem Glas Wasser eingenommen wird.

Auch Gesichtsneuralgien sind mit einer alkalischen Urinreaktion verbunden. Das gleiche, ebenfalls stündlich eingenommene Quantum Obstessig wirkt auch in diesem Falle zumeist schmerzlindernd, weil die Reaktion auf sauer umschwenkt. Oft empfiehlt es sich, das ganze Glas Essigwasser nicht auf einmal zu leeren, sondern lieber langsam Schluck um Schluck zu trinken.

Nicht alle Säuren haben die gleiche Wirkung auf den Körper. Nimmt zum Beispiel ein an Arthritis Leidender zwei Wochen lang viermal täglich fünf bis zehn Tropfen Salzsäurelösung in einem Glas Wasser ein, so werden sich seine Schmerzen in Hand- und Fussgelenken *steigern*, während ihm ein Teelöffel Obstessig in einem Glas Wasser, viermal täglich während derselben Zeitspanne eingenommen, spürbare Erleichterung bringt.

Ich sagte zu Beginn dieses Kapitels, dass die Urinreaktion der erste Massstab der Gesundheit ist. Die diesbezüglichen Untersuchungen bildeten deshalb für mich eine sehr wertvolle Grundlage für weitere, in andere Richtungen gehende Studien.

VII Instinkte der Kindheit

Wichtige wildwachsende Pflanzen, die Schutz- und Abwehrkräfte bilden

Kleine Kinder haben Instinkte der Selbsterhaltung, die sie dazu treiben, nach der Nahrung zu greifen, die ihre Körperzellen im Augenblick brauchen.

Da es mich interessierte, wie diese Instinkte arbeiten, beobachtete ich viele Kinder, die in der ländlichen Umwelt unserer Farmen aufwuchsen, und zwar vornehmlich die kleinen, noch nicht zehnjährigen. Ich konstatierte, dass sie Maisstengel kauten, rohe Kartoffeln und rohe Karotten knabberten, rohe Erbsen und Bohnen, rohen Rhabarber sowie allerlei Beeren, reife und unreife Äpfel, wilde Weintrauben, Sauerampfer, Köpfchen und Stengel gewisser Gräser assen. Sie naschten Salz aus dem Viehwagen, tranken Wasser aus Viehtrögen, assen Heu und Kälberfutter und verzehrten dazu noch eine gehörige Tagesration Seetang, mit dem sie sogar ihre Taschen vollstopften als Vorrat für die Schule.

Reichliche Gelegenheit zu solchen Beobachtungen fand ich insbesondere in einem benachbarten Dorf. Ich trieb dort einige Jahre hindurch Studien an einer Herde von fünfundvierzig Jerseykühen. Der Farmer, dem die Tiere gehörten, war ein Kinderfreund, und die Kinder des Dorfes kamen auf seinen Hof, spielten dort im Heu, ritten auf den Pferden, wenn diese auf der Koppel waren, fütterten Kälbchen und Hühner und halfen beim Einsammeln der Eier.

Eines Tages stand ich dabei, als auf einen Wagen mit Viehfutter ein Kübel Obstessig geladen wurde nebst Messbecher zum Abmessen des rechten Quantums für jede Kuh. Kaum hatten die Kinder den Essig entdeckt, so schöpften sie auch schon den Becher voll und tranken davon. Sie tranken ihn übrigens auch aus dem Kübel in der Scheune, so wie er vom Fass kam. Nach meiner Schätzung nahm jedes der Kinder auf diese Weise im Laufe des Tages gut einen Viertel- bis einen halben

Deziliter Essig zu sich. Ich machte auch die Erfahrung, dass sie, wenn es bei Tische Gurkensalat gab, den Essig bis aufs letzte Tröpfchen aufschleckten.

Warum kleine Kinder eine derartige Vorliebe für Saures haben, ist nicht ganz klar. Besonders gern trinken sie, wie ich bemerkt habe, Preiselbeersaft. An der schönen roten Farbe allein kann es nicht liegen, denn ich habe oft gesehen, dass sie ihn aus dicken Porzellantassen tranken, in denen die Farbe nicht so vorteilhaft zur Geltung kommt. Fest steht, dass sie ihn mögen.

Dabei ist Preiselbeersaft, der vielerlei Säuren enthält, so sauer, dass ein erwachsener Mensch ihn kaum in den Mund zu nehmen vermag.

In meiner Vermonter Gegend rupfen die Kinder im Sommer überall die Rhabarberstiele aus, um daran zu kauen, und essen Sauerampfer, der zu den sauersten aller Stauden gehört. Irgendein eingewurzelter Instinkt erweckt in ihnen das Verlangen nach solchen Dingen, die aufbauwichtige Stoffe für ihren Körper enthalten, also reich an Kohlehydraten, aber proteinarm sind und eine stark saure Reaktion haben. Wären wir weise genug, die Instinkte unserer Kindheit zu bewahren, so würden wir viel mehr rohes Obst sowie rohe Wurzeln und Blätter essen.

Auf dem Lande tun dies auch verhältnismässig viele Leute. So essen sie unter anderem die Blätter folgender Bäume:

Buchen – von saurem Geschmack.
Ahorn – zunächst säuerlich, dann süss.
Ulmen – ohne ausgeprägten Geschmack, stillen jedoch den Hunger besser als die Blätter irgendeines anderen Baumes.
Weiden – sauer.
Apfelbäume – von bitterem Geschmack.
Amerikanische Kirsche – leicht säuerliche Blätter.
Pappeln – bitter, doch nicht so sehr wie Apfelblätter.
Birken.
Ferner die zarten Blättchen des Himbeerstrauches, die bei uns ganz allgemein verspeist werden.

Die alteingesessenen Landleute kennen seit Generationen den Wert und Wohlgeschmack der zarten jungen Triebe, die in den Wäldern im Überfluss zu finden sind. Zu Beginn des Frühlings, wenn die verschiedenen Kulturgemüse noch rar sind, der Mensch aber das Verlangen nach der würzigen Frische und den nährenden Kräften verspürt, die der winterlichen Kost fehlten, greifen sie begierig nach dem jungen Grün von Baum und Strauch.

Die Blätter wildwachsender Pflanzen gehören ganz entschieden zu den Schutz und Abwehrkräfte bildenden Nahrungsmitteln. Abgesehen von ihrem Nährwert, erhöht ihr appetitliches Aussehen, ihre knusprige Frische den Genuss jedes Gerichtes, mit dem sie serviert werden. Es gibt eine Menge essbarer wilder Pflanzen, die nicht nur gut schmecken – sowohl roh als auch gekocht –, sondern darüber hinaus auch noch ausserordentlich reich an all jenen Wirkungskräften sind, auf denen unsere Volksmedizin beruht. Manche findet man nur wild, andere auch angebaut. Nachstehend einige kurze Beschreibungen solcher Pflanzen mit Hinweisen auf ihre Verwendung.

Primel oder Schlüsselblume – auf feuchten, sumpfigen Wiesen. Die Blätter werden gekocht.

Farn – von der hierzuland verbreiteten Art – «cinnamon fern» (Zimtfarn) – werden die ganz jungen, eben aus dem Boden kommenden, wie die Schnecke einer Geige eingerollten Triebe gegessen, ehe sie sich aufrollen. Wächst in Büscheln, an feuchten Orten, oft am Strassenrand. Dunkelgrüne, glatte und glänzende Blattstiele, braune Kappe über dem flaumigen Schneckenköpfchen. Gekocht wie jedes andere Blattgemüse oder roh als Salat. Schmeckt wie Spargel.

Meerrettich – die Blätter werden gekocht.

Löwenzahn – wächst in Mengen nahezu überall auf Feldern und Wiesen, am Strassenrand, auf dem Rasen rund ums Haus. Am besten im Frühling und Sommeranfang, später werden die Blätter zäh und sehr bitter. Dicht am Boden abschneiden, so dass noch ein Stück Wurzel an den Blättern bleibt. Zarte junge Blätter besonders gut als Salat, sobald sie älter sind, besser gekocht.

Gartenampfer – angepflanzt sowie wild, oft auf frisch gesäten Wiesen. Gekocht wie roh (Salat), allein oder auch mit anderen Gemüsen gemischt zu essen.

Gelbe Rauke – verbreitetes Unkraut auf Wiesen, Feldern usw., auch angebaut. Blätter vor der Blütezeit essbar, roh wie gekocht.

Brunnenkresse – an Bächen. Am besten im Frühling und Herbst. Schmeckt angenehm würzig als Salat oder auf Butterbrot.

Seidenpflanze (asclepias syriaca) – viele Leute wissen nicht, dass diese Pflanze essbar ist. Auf Feldern, an Strassenrändern. Nur gut, solange sie ganz jung und die Stengel zart sind. Gekocht geben die jungen Blätter gutes Gemüse, die Schösslinge gemahnen an Spargel. Die zarten Pflanzenköpfchen schmecken roh wie frischgepflückte Erbsen.

Senf – Unkraut. Sehr schmackhaft als Gemüse gekocht. Die zarten jungen Blätter auch roh. Würzen jeden anderen Salat. Zu erkennen an den rauhen, haarigen Blättern.

Portulak – ebenfalls ein Unkraut. Wächst angepflanzt und wild. Gedeiht besonders bei warmem Wetter und hat kleine gelbe Blüten. Eines der köstlichsten wildwachsenden Gemüse. Leicht zu pflücken und zuzubereiten. Roh oder gekocht wie Spinat.

Sauerampfer – auf Feldern und Wiesen, manchmal auf Pflanzland. Ist nicht nur bei Kindern, sondern auch bei Erwachsenen sehr beliebt. Gekocht oder roh, auch als Brotbelag wie Brunnenkresse.

Viele grüne Blattpflanzen werden nicht nur als gekochte Gemüse, sondern vor allem als Salate gegessen. Von diesen steht an erster Stelle:

Kopfsalat oder *Lattich*.

Endivien folgen als nächste. Zweierlei Arten: gekräuselt und glatt. Beide haben ihren charakteristischen Geschmack.

Gartenkresse – lässt sich mühelos in jedem Garten ziehen. Trägt durch ihre würzige Schärfe ebenfalls zum Wohlgeschmack anderer Salate bei.

Kerbel – sieht ähnlich aus wie Petersilie, ist aber viel aromatischer. Wird Fleischgerichten wie Salaten zugesetzt.

Schnittlauch – gemahnt im Geschmack an Zwiebeln, mit denen er verwandt ist. Vorzüglich als Salatwürze. Hat hübsche bläuliche Blüten, wird deshalb häufig angepflanzt, um Gartenwege zu säumen.

Rübenkraut – wird gekocht, *Spinat* roh oder gekocht gegessen, *Kohl* desgleichen. *Petersilie* ist am besten, wenn man sie frisch aus dem Garten holt, lässt sich aber im Winter auch in geschlossenem Raum als Topfpflanze halten.

Eine ganze Reihe von essbaren Blattgewächsen wird von der Volksmedizin den Heilkräutern zugezählt. Manche wachsen wild in Feld und Wald, andere pflanzt man im Garten an. Am besten sind sie natürlich frisch, sie lassen sich aber auch getrocknet gut verwenden, und zwar auf vielerlei Arten. Gewisse Kräuter bringt man sofort mit bestimmten Gerichten in Verbindung, zum Beispiel Minzen mit Lammfleisch, Dill mit Essigkonserven, Kümmel mit Salzgebäck, Basilikum mit Tomaten und Bohnenkraut selbstverständlich mit grünen Bohnen. Andere eignen sich besonders gut als Salatwürze.

Anis – hat weisse Blüten. Die gefiederten Blätter dienen als Salatwürze.

Basilikum – ein etwa 30 cm hohes buschiges Kraut. Blätter und Blüten haben einen aromatischen, an Nelken gemahnenden Duft. Sehr geschätzt als Gewürz für Suppen, Fleischgerichte, Salate, Tomaten. Am besten, wenn sie in Blüte stehen. Die zarten Spitzen werden mit den Blättern abgeschnitten, zu Sträusschen gebunden und für den Winter getrocknet.

Boretsch – einjährige Pflanze mit rauhem Stengel. Die Blätter werden wie Spinat gekocht.

Bibernelle – widerstandsfähige perennierende Pflanze. Essbar sind die jungen Blätter, die fast den ganzen Winter hindurch wachsen. Salatwürze mit gurkenähnlichem Aroma.

Kümmel – Blätter und junge Sprossen werden Salaten beigegeben. Die Pflanze wird etwa 60 cm hoch, wächst häufig wild.

Sellerie – allgemein bekannt. Die Blattstengel finden vielfache Verwendung in Suppen, Fleischgerichten, Salaten.

Dill und *Fenchel* – eignen sich zum Würzen.

Geranium – gilt gewöhnlich nur als Zierpflanze. Doch verleihen die Blätter der Rosengeranien den Speisen ein rosenduftartiges Aroma. Am häufigsten finden sie Verwendung beim Einkochen von Apfelgelee, doch werden sie auch für Puddings und andere Süssspeisen gebraucht.

Andorn – die getrockneten Blätter dienen als Tee gegen Erkältungen.

Kapuzinerkresse – Gartenpflanze. Die Blätter haben einen scharf pfeffrigen Geschmack und werden als Salat oder auf Butterbrot gegessen.

Rosmarin, Salbei, Bohnenkraut, grüne Minze, Estragon, Kletten und Wintergrün sind vielgebrauchte Küchenkräuter. Abgesehen von ihrem würzigen Aroma enthalten sie wichtige Mineralien und andere wertvolle Stoffe.

Viele Blattpflanzen haben eine blutreinigende, antiseptische und leicht harntreibende Wirkung. Sie werden getrocknet als Kräutertee in Apotheken verkauft. Für die Zubereitung eines Aufgusses nimmt man etwa dreissig Gramm Kräuter auf einen halben Liter siedendes Wasser, lässt es aufkochen und giesst den Tee durch ein Sieb. Als Dosis für Erwachsene rechnet man zwei- bis dreimal täglich eine halbe Tasse voll. Ein häufig gebrauchtes Mittel ist ein Aufguss von Katzenminze, die eine sehr saure Reaktion hat. Wollkrautblätter helfen bei Husten, Katarrh, Durchfall usw., sie wirken lindernd, diuretisch und schmerzstillend. Poleiminze liefert ein aromatisches Anregungsmittel und lindert Koliken (Dosis: ein Weinglas voll). Einen sehr guten Tee (medizinisch gesprochen) geben auch Wegerichblätter.

Ein Kollege von mir, Sohn eines Farmers, dem ich anlässlich eines Gesprächs über dieses Thema eine lange Liste von Blättern all dieser verschiedenen Bäume, Sträucher und Kräuter vorlegte, sagte mir, nachdem er sie gelesen, er habe früher auf der väterlichen Farm sozusagen von allem gegessen.

Geht man der Frage nach, warum gerade die naturverbundenere Landbevölkerung solche Pflanzen isst, so bleibt kein Zweifel darüber, dass der Instinkt sie dazu führt. Wer die Instinkte seiner Kindheit auch als Erwachsener bewahrt, der pflegt gern grüne Salate zu essen, und so wird er auch ganz gewiss festgestellt haben, dass sie zu seinem Wohlbefinden beitragen. Unser Körper, der ja ursprünglich für das Leben eines primitiven Menschen geschaffen war, verlangt nach einer täglichen Ration Blätter. Auch in unserem zivilisierten Zeitalter braucht er diese Blätterkost wie eh und je, um den Anforderungen des modernen Lebens gewachsen zu sein. Es ist nie zu spät, damit anzufangen, und wer es bisher versäumt hat, der gewöhne sich daran, in Zukunft täglich grünen Salat zu essen.

VIII Das Kalium und seine Bedeutung

Ein einfaches Rezept, um schlank zu werden und schlank zu bleiben – Zu schwer, zu dick! Chronische Müdigkeit – Chronische Kopfschmerzen – Hoher Blutdruck – Schwindelanfälle – Halsschmerzen – Schleimabsonderung

Je mehr man die Beobachtung macht, dass die Prinzipien und Methoden der Volksmedizin für alles Leben auf Erden gleichermassen gültig sind, um so mehr erkennt man auch die grundlegende Bedeutung des Kaliums. Die verschiedenen von der Volksmedizin verschriebenen Heilmittel sind nichts anderes als verschiedene Wege, dem Körper Kalium zuzuführen. Blätter und Knospen, Wurzeln und Stengel, Baumrinden, Weintrauben, Preiselbeeren und Äpfel sind samt und sonders Kaliumquellen.

Der menschliche Körper braucht ebenso wie der tierische unbedingt Kalium und versucht, sich dieses wie und wo immer möglich zu beschaffen. Die meisten Mütter sind keineswegs erfreut, wenn ihre Kleinen «schmutziges Zeug» essen. Die Kinder greifen jedoch instinktiv danach, weil sie dort das Kalium finden, das ihr Körper für sein Wachstum braucht.

Ein Pferd, das an den Holzwänden seines Stalles nagt, weil Holz Kalium enthält, wird davon ablassen, sobald man ihm einen kurzen Ast in die Futterkrippe legt. Ebenso hören Kälber auf, die Holzzäune ihres Geheges zu zerknabbern, wenn man ihnen Obstessig ins Trinkwasser giesst. Und Kühe, denen man Algen zu fressen gibt, lecken nicht mehr die eisernen Pfosten ab.

Während meiner Studien über das Kalium als Mittel zum siegreichen Kampf der Körperzellen gegen die Bakterien arbeitete ich viel im Garten. Bisher hatte ich die Erde jedes Jahr mit Kalium gedüngt. Nun aber wurde mir klar, dass dies allein nicht genügte und dass dazu auch noch andere Mineralien gehörten, mit denen es in der Natur stets verbunden ist.

Ich beschloss, es mit einer Beimischung von mehlfeinem Granitstaub zu versuchen, der neben 5 Prozent Kalium sechzehn andere Mineralien enthält. Nachdem ich meine Blumenbeete mit dieser Mischung gedüngt hatte, geschah folgendes:

Ich habe in meinem Garten 125 Rittersporne. Jedes Jahr hatte ich denselben Kampf ausgefochten: die Blätter rollten sich ein und wurden schwarz. Diese Erkrankung rührte von einer Art kleiner Motten her, die so winzig waren, dass ich eine Lupe nehmen musste, um sie auf den Blättern herumkrabbeln zu sehen. Ich spritzte die Pflanzen ab, aber es nützte nichts. Seitdem ich der Erde Granitstaub beigebe, sind die lästigen kleinen Schädlinge aus meinem Garten verschwunden und haben sich nicht wieder gezeigt.

Das Spritzen meiner sechzig Rosenstöcke erübrigt sich, seitdem ich die Beete im Frühling, Hochsommer und Herbst mit Granitstaub dünge. Ich habe daraus den Schluss gezogen, dass Kalium allein nicht so wirksam ist wie in Verbindung mit Mineralien, die es offenbar zum Teil noch aktivieren.

In der Volksmedizin gilt Kalium als das wichtigste aller Mineralien. Es ist unentbehrlich für alles lebendige Dasein, ja ohne Kalium gäbe es überhaupt kein Leben. Die Natur hat es denn auch allenthalben so verschwenderisch ausgeteilt wie kaum etwas anderes. Ungeachtet dieser weiten Verbreitung über die ganze Erde kommt es jedoch niemals frei vor. Es wird nirgends rein gefunden, sondern stets in Verbindung mit andern Stoffen.

Die im Boden enthaltenen Mineralien benutzen die ihrer Erde entwachsenden Pflanzen gewissermassen als Beförderungsmittel, um in die Körper von Menschen und Tieren zu gelangen. Mangelt es dem Boden an gewissen Mineralien, so fehlen diese auch den Pflanzen. Durch mineralarme Nahrung aber werden den Körperzellen lebenswichtige Mineralien vorenthalten. Hieraus können physiologische Störungen folgen, die sich schliesslich in Krankheitssymptomen äussern.

Der Garten braucht Kalium, damit die Pflanzen jene Stoffe bilden können, die ihren Stengeln Festigkeit verleihen und ihre Widerstandsfähigkeit gegen Krankheiten stärken. Kalium ist die Kraft, durch die der Same sich allmählich zur Blume entwickelt. Fehlt es, so bleibt die Pflanze in ihrer Entwicklung zurück. Das erste Zeichen eines solchen Mangels ist das Aufhören des Wachstums ohne äusserlich sichtbaren Grund. Wird diesem Mangel nicht abgeholfen, so entfärbt sich die Pflanze langsam und geht ein. Ebenso können wir, wenn wir bei Menschen oder Tieren ein anormales Wuchern oder eine ungenügende Erneuerung abgenützter Gewebe bemerken, daraus schliessen, dass im Körper nicht genug Kalium vorhanden ist, um diese Funktionen zu regulieren.

Am meisten Kalium braucht man in der Kindheit, wenn die Körpergewebe aufgebaut werden müssen. Der Bedarf an Kalium bleibt jedoch zeitlebens bestehen, und es gibt keinen Ersatz dafür.

Die Mineralien, die normalerweise mit der täglichen Nahrung aufgenommen werden sollten, sind unerlässlich für die Assimilation dieser Nahrung durch das Protoplasma. Protoplasma nennt man die lebenspendende, das Wachstum regulierende, die Gesundheit erhaltende Substanz der pflanzlichen wie der tierischen und menschlichen Zellen. Wenn Nahrungsmitteln durch irgendeinen Behandlungsprozess Kalium entzogen wird, so bedeutet das einen Strich durch die Rechnung der Natur.

Ich habe mir aus «Hoard's Dairyman» (eine Zeitschrift für Milchwirtschaft) eine Tabelle ausgeschnitten, die Angaben über die normalen Masse von Kälbern verschiedener Rassen bei der Geburt und im Verlauf des weiteren Wachstums enthält. Anhand dieser Tabelle nahm ich Messungen an fünfundzwanzig Kälbern aus einer fünfundvierzigköpfigen Jersey-Herde vor. Siebzehn von ihnen erreichten die angegebene Grösse nicht. Ich machte dann die gleichen Messungen bei zwei preisgekrönten Herden derselben Rasse. Aber auch hier waren die meisten Kälber unter der normalen Grösse, und zwar sowohl bei der Geburt als auch später bei meinen von Monat zu Monat vorgenommenen Kontrollen.

Dies führte mich zu folgender Frage: Wenn Kalium für ein normales Wachstum bestimmend ist, müsste dann nicht ein Kalb, dessen Mutter während der Tragzeit Kalium erhält, bei der Geburt die vorgeschriebene Grösse haben?

Die Antwort konnte nur ein praktischer Versuch geben. Ich liess also den trächtigen Kühen Kalium verabreichen, und zwar auf vierfache Art:

1. Zweimal täglich wurde ihnen je ein halber Deziliter Obstessig ins Futter gegossen.

2. Jeder Futterration wurde ein aus Meeresalgen hergestellter Viehfutterzusatz beigegeben.

3. Vom sechsten Monat an erhielt jede Kuh dreimal wöchentlich zu einer täglichen Futterration eine Mischung von drei Tropfen Lugolsche Lösung auf einen halben Deziliter Obstessig. Während der beiden letzten Wochen der Tragzeit wurde diese Mischung zweimal täglich, das heisst zu jeder der beiden Futterrationen, gegeben.

4. Wiesen und Felder wurden mit Kalium gedüngt, so dass Heu, Mais und andere Futterpflanzen ein Maximum davon enthielten.

Das Ergebnis dieser vierfachen Methode waren kräftige, sehnige Kälber mit dichtem Fell. Sie hatten bei der Geburt die normale Grösse, standen nach fünf Minuten schon auf den Beinen und waren eine halbe Stunde später bereits eifrig dabei, am Euter der Mutterkuh zu saugen.

Auf gleiche Art wurde auch die Kaliumaufnahme trächtiger Ziegen erhöht, mit dem Erfolg, dass grössere Zicklein zur Welt kamen, die fünfzehn Minuten nach der Geburt schon aufstanden und innerhalb von zwölf bis achtzehn Stunden feste Hufe bekamen.

Ein Zusatz von Obstessig zum Trinkwasser der Hühner wirkte ebenfalls sichtlich fördernd auf ihr Wachstum.

Auf Grund dieser Erfahrungen lag die Schlussfolgerung nahe, dass der relativ kleine Wuchs unserer Vermonter Bevölkerung einmal auf den Kaliummangel der oberen Erdschicht unseres Landes zurückzuführen ist, zum andern auf den verminderten Kaliumgehalt in den Produkten der Lebensmittelfabriken.

Es zeigt sich also, wie ausserordentlich wichtig es ist, gerade während der Periode des Wachstums für eine genügende Aufnahme von Kalium zu sorgen. Normales Wachstum, geregelter Ablauf aller damit verbundenen Vorgänge im Körper, steter

Ersatz für den Abbau von Geweben – all dies hängt von einer angemessenen täglichen Kaliumaufnahme ab. Sobald sich irgendwelche Störungen, wie zum Beispiel Neigung zu Hornhautbildung an den Fusssohlen und dergleichen, bemerkbar machen oder starker Haarausfall, schlechte Zähne, krumme und brüchige Fingernägel auf ungenügenden Ersatz verbrauchter Gewebe hinweisen, liegt der Verdacht nahe, dass es dem Körper an der nötigen Menge Kalium für den geregelten Ablauf dieser Funktionen mangelt.

Es interessierte mich deshalb sehr, wie die Leute hier auf dem Lande ganz bestimmte Berechnungen über Wachstumsvorgänge am eigenen Körper anstellen, um sich zu vergewissern, ob alles in Ordnung ist. Irgendwie sind sie zu der Kenntnis gelangt, dass ein Daumennagel fünf, der Nagel der grossen Zehe zehn Monate benötigt, um nachzuwachsen. Sie ritzen mit einer Feile ein Zeichen in die Basis des betreffenden Nagels. Das Datum, an dem dies geschieht, wird notiert und die Notiz sorgfältig verwahrt, so dass man jederzeit nachschauen kann. Bei normalem Verlauf hat das Zeichen nach fünf Monaten die äussere Kante des Daumennagels, nach zehn Monaten diejenige des Nagels der grossen Zehe erreicht. Erreicht es diesen Punkt schon vor oder erst nach dem vorgesehenen Termin, so lässt sich hieraus ersehen, dass das Wachstumstempo rascher bzw. langsamer als normal ist. Im letzteren Fall ist es ein Hinweis auf die Notwendigkeit einer erhöhten Kaliumaufnahme, durch die das Wachstumstempo wieder beschleunigt wird.

Kalium ist für die weichen Gewebe des Körpers, was Kalzium für die festen ist. Es besteht kaum ein Zweifel, dass der Verhärtungsprozess, der das ganze System unserer Blutgefässe bedroht, durch Kalium verzögert wird. Da das im Obstessig enthaltene Kalium zum Beispiel zähes Rindfleisch zart macht, ist vermutlich eine seiner Funktionen eben die, Gewebe weich und biegsam zu erhalten.

Jedes ernsthafte Studium der Volksmedizin führt zum Problem der Flüssigkeitsaufnahme und -abgabe der Körperzellen. Nach Ansicht der Volksmedizin ziehen Bakterien, die zu ihrem

Gedeihen Feuchtigkeit brauchen, diese aus den Körperzellen. Verfügt jedoch jede Körperzelle über genügend Kalium, so zieht sie ihrerseits Feuchtigkeit aus den Bakterien, anstatt umgekehrt. Der ständige Kampf zwischen Bakterien und Zellen geht also darum, ob die Feuchtigkeit aufsaugende Kraft der einen gross genug ist, um der anderen ihre Flüssigkeit zu entziehen. Wer darauf bedacht ist, stets genügend kaliumreiche Kost, wie Früchte, Salate, Blatt- und Wurzelgemüse und Honig, zu essen, und dazu noch Obstessig nimmt, der versorgt seine Körperzellen mit dem Kalium, das sie brauchen. Bei den modernen Medikamenten, die von der offiziellen Medizin allgemein zur Behandlung von Krankheiten verschrieben werden, handelt es sich im Prinzip um Mittel, die es den Zellen ermöglichen, sehr rasch Flüssigkeit aufzunehmen, und zwar auf Kosten der vorhandenen Bakterien, so dass diese sterben, womit die Krankheit geheilt ist.

Einer der Gründe für die vielseitige Verwendung von Obstessig in der Volksmedizin liegt darin, dass er neben Kalium auch Phosphor, Chlor, Natrium, Magnesium, Kalzium, Schwefel, Eisen, Fluor, Silizium sowie Spuren vieler anderer Mineralien enthält.

Wie heftig das Verlangen der Tiere nach dem in Äpfeln enthaltenen Kalium und anderen Mineralien sein kann, zeigt der folgende Vorfall. Ein leeres Obstessigfass musste gründlich von Essigmutter und allerlei klebrigen Rückständen gereinigt werden, bevor man es mit frisch ausgepresstem Apfelsaft füllen konnte, der dann mit der Zeit wieder zu Essig werden sollte. Das Fass wurde zu einer Wiese gerollt, auf der gerade Kühe weideten, und dort ausgespült. Als das Wasser dann weggeschüttet wurde, entstand unter den Kühen ein wilder Kampf, denn jede wollte etwas von dem Nass abbekommen. Nachdem sie es aufgeschleckt hatten, frassen sie nicht nur das begossene Gras, sondern auch noch die Erde, in die es eingesickert war.

Nach einem alten Sprichwort «hält ein täglicher Apfel den Doktor fern». Der Kern von Wahrheit liegt darin, dass Äpfel für den menschlichen Organismus sehr gesund sind. In dem aus Äpfeln gewonnenen Obstessig bleiben alle oben angeführten, dem frischen Apfel eigenen Mineralien erhalten. Ob als Apfelsaft, Most oder Obstessig genommen – immer ist es ein Quell all dieser Mineralien mit der gleichen heilsamen Wirkung. Wenn man verschiedene Essigarten versucht, macht man die Erfahrung, dass keiner dem aus Äpfeln gewonnenen gleichkommt. Weinessig mag ihm noch am nächsten kommen. Der für medizinische Zwecke bestimmte Obstessig sollte stets aus den ganzen, zerdrückten Äpfeln hergestellt sein. Es kommt vielfach Essig auf den Markt, der aus Apfelschalen und Kerngehäusen gemacht wird, nachdem das Fruchtfleisch für andere Zwecke Verwendung fand. Auf der Etikette sollte jedoch immer vermerkt sein, ob der Essig aus ganzen Äpfeln gewonnen wurde.

Verfolgt man den Weg, den der Apfel zurücklegt, bis er zu Obstessig wird, so stellt man fest, dass alle heilkräftigen Eigenschaften der ursprünglichen Frucht in den Essig übergehen. Die einzige Veränderung ist die Umwandlung des Fruchtzuckers in Säure, das heisst eben in Essig.

Es ist für jedermann von Nutzen, genau zu wissen, was der Obstessig in den Verdauungsorganen bewirkt und wie und warum zwei Teelöffel davon in einem Glas Wasser, zu jeder Mahlzeit eingenommen, der Gesundheit eben dieser Organe sowie des ganzen Körpers so förderlich sind.

Der geneigte Leser möge mir das Bild nicht verübeln, mit dem ich hier veranschaulichen will, was mit dem bakteriellen Leben geschieht, wenn man Essig nimmt. Man hole aus dem Garten einen Regenwurm und lege ihn auf ein Brett oder sonst eine feste Unterlage, auf der man ihn gut beobachten kann. Dann begiesse man ihn mit Obstessig. Zuerst windet er sich wie in Schmerzen. Nach einigen Sekunden rührt er sich nicht mehr. Nach ein paar weiteren Sekunden entfärbt er sich und wird weiss. Der Wurm ist nämlich tot. In diesen wenigen Sekunden hat der Essig sein Leben vernichtet. Genauso zerstört Obstessig die Bakterien in den Verdauungsorganen des Menschen. Nachstehend ein paar Beispiele:

Zwei Schwestern wollten zu Mittag Fisch essen. Nachdem sie daran gerochen hatte, sagte die eine, der Fisch sei verdorben und sollte besser weggeworfen werden. Die andere Schwester jedoch, die nun ebenfalls daran roch, fand ihn einwandfrei. Der Fisch wurde also gekocht und aufgetischt.

Nun hatte ich der einen dieser Schwestern einmal den Rat gegeben, jedesmal, wenn ihr das Essen irgendwie zweifelhaft vorkomme, zwei Teelöffel Obstessig in einem Glas Wasser zu nehmen. Sie war geprüfte Absolventin einer Kochschule, und wir pflegten uns von Zeit zu Zeit über die Zubereitung von Speisen zu unterhalten. So war denn das erste, was sie nun tat, dass sie zwei Teelöffel Obstessig in ein Glas Wasser schüttete und ein paar Schlücke davon trank, ehe sie mit dem Essen begann. Sie empfahl auch ihrer Schwester, bei der sie zu Besuch weilte, das gleiche zu tun.

Die Schwester aber fand dies unnötig. Bald nach dem Essen bekam sie heftigen Durchfall, während die andere, die vorsorglich ihre Dosis Obstessig eingenommen hatte, von jeglichen Beschwerden verschont blieb.

Anlässlich des Sommerausfluges eines Vereins wurde Hummersalat serviert. Leider war er verdorben, und neunzehn Personen erkrankten mehr oder minder schwer an Durchfall, zum Teil mit Erbrechen. Nur einer der Teilnehmer hatte Vorsichtsmassnahmen getroffen. Meines Rates eingedenk, dass man stets gewappnet sein soll, wo immer die Gefahr bestehen könnte, dass das Essen nicht einwandfrei sei, hatte er ein kleines Fläschchen Obstessig mitgenommen. Als man sich zu Tische setzte, schüttete er sich ein ausgiebiges Quantum davon in ein Glas Wasser und bediente sich hernach mehrmals mit Hummersalat, den er besonders gern ass. Während viele seiner Tischgenossen später unter den Folgen des Genusses der verdorbenen Speise zu leiden hatten, wurde diese durch den Obstessig in seinen Verdauungsorganen derart sterilisiert, dass er nicht das geringste Unbehagen davontrug.

Eines Tages, als ich an einer Ärztetagung teilnahm, berührte ein Bedienter mich leicht an der Schulter, um mir zu sagen, ich möchte eine bestimmte Zimmernummer anrufen.

Auf meinen Anruf antwortete einer meiner Kollegen und bat mich, sogleich zu ihm zu kommen, da er erkrankt sei und ärztliche Hilfe brauche. In der Nacht war er durch heftiges Unwohlsein erwacht. Er hatte Durchfall und Erbrechen. Es war jetzt zehn Uhr vormittags. Ich holte aus meinem Zimmer die Flasche Obstessig, die ich stets auf Reisen mitzunehmen pflegte. Nachdem ich einen Teelöffel davon in ein Glas Wasser getan hatte, flösste ich ihm alle fünf Minuten ein Löffelchen dieser Mischung ein.

Bei einer Nahrungsmittelvergiftung mit Erbrechen kann der Magen den ganzen Inhalt eines Glases nicht auf einmal aufnehmen. So ein winziges Quantum in Abständen von fünf Minuten vermag er aber bei sich zu behalten. Ein normales Trinkglas fasst etwa fünfzig Teelöffel Flüssigkeit. In den genannten Zeitabständen eingegeben, erfordert das ungefähr vier Stunden. Ist das erste Glas geleert, so soll ein zweites mit der gleichen Mischung zubereitet und die Dosis auf zwei Teelöffel alle fünf Minuten erhöht werden. Damit verstreichen zwei weitere Stunden. Von dem dritten Glas kann dann jede Viertelstunde ein kleiner Schluck getrunken werden.

Wenn jemand morgens mit Durchfall und Erbrechen erwacht, sollte es möglich sein, durch eine solche Behandlung mit Obstessig und Wasser den Zustand von Magen und Darm im Laufe des Tages so weit wieder herzustellen, dass er am Abend schon eine leicht verdauliche Kleinigkeit essen kann. Zwei bis drei Tage soll er dann noch zu jeder Mahlzeit ein Glas Essigwasser trinken, um Magen und Darm weiter in guter Verfassung zu halten. Mein Kollege konnte nach der geschilderten Behandlung abends bereits etwas essen.

Die beschriebenen Fälle zeigen deutlich, wie ausserordentlich einfach, bequem und wirksam die Behandlungsmethoden der Volksmedizin sind. In früheren Zeiten, als man den Arzt noch nicht telefonisch herbeirufen konnte, mussten sich die Menschen notgedrungen einige Kenntnisse in der Anwendung von Blättern, Kräutern und Früchten zur Heilung und Verhütung von Krankheiten aneignen. Etwas Obstessig kann sich jedermann in seiner Speisekammer halten, und ein kleines Fläschchen davon lässt sich ebenso leicht auf Reisen mitnehmen wie eine Tube Zahnpasta.

Als ich die Dosis nannte, mit der mein befreundeter Kollege über sein Unwohlsein hinwegkam, berührte ich übrigens einen Punkt, der in den letzten Jahren Gegenstand mannigfachster Experimente der Volksmedizin war. Meine Versuche, die richtige medizinische Dosis festzustellen, brachten mich zu der Überzeugung, dass sie individuell verschieden ist. Der eine findet, die richtige Dosis sei ein Teelöffel Obstessig auf ein Glas Wasser; der andere sagt, am besten sei es, einen Finger breit Essig ins leere Glas zu giessen und dann mit Wasser aufzufüllen; ein dritter nennt zwei oder sogar drei Finger breit Essig als das rechte Mass. Es gibt Leute, die je eine Hälfte Essig und Wasser nehmen. Und ich kannte eine Frau in den Vierzigerjahren, die von Zeit zu Zeit ein so heftiges Verlangen nach Saurem hatte, dass sie ein Glas puren Essig trank. Auf meine Frage, was dann passiere, sagte sie, gar nichts, ausser dass sie dann für einige Zeit keinerlei Verlangen nach Saurem habe.

Falls der Körper aus irgendeinem Grunde keinen Obstessig verträgt, versuche man es statt dessen mit Apfelsaft (Süssmost), damit der Körper dennoch die heilsamen Kräfte des Apfels in sich aufnimmt.

Nachdem wir nun wissen, wie gesund Obstessig für die Verdauungsorgane ist, wollen wir noch sehen, wie er auf Nieren und Blase wirkt.

Wenn ein Mensch, nachdem er zu jeder Mahlzeit zwei Teelöffel Obstessig mit Wasser getrunken hat, nachts seinen Urin in ein Gefäss entleert, wird er am folgenden Morgen feststellen, dass sich darin kein roter staubähnlicher Niederschlag gebildet hat. Ein Zeichen, dass der Urin chemisch merklich verändert ist.

Bei Nierenbeckenentzündung mit Eiterzellen im Urin führt die Mischung von zwei Teelöffeln Obstessig auf ein Glas Wasser im allgemeinen eine Besserung herbei.

Eine achtundvierzigjährige verheiratete Frau litt seit fünfzehn Jahren an Nierenbeckenentzündungen. Die Anfälle traten manchmal alle sechs Wochen auf; länger als zwei, höchstens drei Monate dauerten die Zwischenzeiten nie. Die Frau begann eine Obstessigkur zu machen und fand sich in der Folge von ihrer

Krankheit befreit. Nachdem sie ein Jahr lang keinen Anfall mehr gehabt hatte, hörte sie mit der Kur auf in der Annahme, sie brauche sie nicht mehr. Vier Wochen später erkrankte sie wieder an einer Nierenbeckenentzündung mit Schüttelfrost, 39 Grad Fieber und Schmerzen in der linken Nierengegend. Sie nahm nun aufs neue ihren Obstessig und erholte sich bald.

Es wird heutzutage viel darüber geklagt, dass das moderne Leben allerlei Beschwerden mit sich bringe, als da sind: chronische Müdigkeit, dauernde Kopfschmerzen (einschliesslich der berüchtigten Migräne), hoher Blutdruck, Schwindelgefühl und – dies besonders wegen des Zusammenhanges mit Herzbeschwerden – Gewichtszunahme, mit anderen Worten: das Dickwerden. Bei der Behandlung all dieser gesundheitlichen Störungen misst die Volksmedizin dem Kalium sowie den mit ihm verbundenen Mineralien eine ausserordentlich grosse Bedeutung zu, und so möchte ich hier auf einige Erfahrungen aus meiner Praxis näher eingehen.

Zu schwer, zu dick

Die Redensart, man könne wohl «nach dem Bandmass abnehmen, nicht aber nach dem Zollstock» weist auf die Rolle hin, die Veränderungen in den Knochen oder anderen Geweben, zum Beispiel den Muskeln, im Fetthaushalt des Körpers spielen können. Wenn ein Mensch abnorm an Gewicht zunimmt, so kann dies sehr wohl von einer übermässigen Menge aufgespeicherten und als Fett abgelagerten Gewebes herrühren.

Wenn der Taillenumfang grösser ist als derjenige der Brust, oder wenn das Kinn die Neigung zeigt, sich zu verdoppeln, so darf man mit ziemlicher Sicherheit annehmen, dass irgend etwas physiologisch und biochemisch nicht stimmt. In solchen Fällen greift die Volksmedizin zu Obstessig, um das überschüssige Fett zum Verschwinden zu bringen.

Bemerkt eine Frau, dass ihr die Kleider zu eng werden, so trinke sie zu jeder Mahlzeit zwei Teelöffel Obstessig in einem Glas Wasser. Schon nach zwei Monaten wird sie ihre Kleider nicht nur mühelos anziehen, sondern von der Taillenweite etwa 2 ½cm einnähen können. Nach zwei weiteren Monaten kann sie die Kleider wieder 2 ½ cm enger machen und einen Monat später nochmals. Setzt sie die Obstessigkur regelmässig fort, so wird sie nach Ablauf eines Jahres beim Einkauf eines neuen Kleides eine merklich kleinere «Grösse» wählen dürfen als zuvor.

Die Gewichtsabnahme vollzieht sich allmählich. Nehmen wir an, eine 155 bis 170 cm grosse Frau wiegt 95 kg. Bei regelmässiger Einnahme von zwei Teelöffeln Obstessig in Wasser zu jeder Mahlzeit wird ihr Gewicht im Laufe von zwei Jahren auf 82 kg heruntergehen. Auf die gleiche Weise kann ein dicker Mann seinen Bauch innerhalb von zwei Jahren loswerden. Dank dem Obstessig vermag nämlich das Fett im Körper zu verbrennen, anstatt sich aufzuspeichern und Umfang und Gewicht zu erhöhen.

Eine spezielle Diät ist nicht erforderlich, abgesehen davon, dass Gerichte, die erfahrungsgemäss die Fettablagerung im Körper steigern, gemieden werden sollten.

Tag für Tag befolgt, erweist sich diese Entfettungskur als die denkbar einfachste und zugleich wirksamste. Wo es sich aus beruflichen oder anderen Gründen schwer durchführen lässt, zu jeder Mahlzeit ein Glas Wasser mit Obstessig zu trinken, kann jeweils eines am Morgen und eines vor dem Schlafengehen genommen werden und das dritte zu irgendeiner beliebigen Tageszeit, wann es gerade passt.

Chronische Müdigkeit

Ob wir wollen oder nicht, wir alle, du und ich, müssen zeitlebens darauf bedacht sein, bei guter Gesundheit zu bleiben. Was immer unser berufliches, gesellschaftliches, wirtschaftliches Ziel sein mag, wir müssen gesund sein, um es zu erreichen. Wer Erfolg haben will, muss lange leben und bei Kräften bleiben, um das zu vollbringen, was er sich erträumt hat.

Der Durchschnittsmensch braucht ein langes Leben und gute Gesundheit, um sein Bestes zu leisten. Wer vorzeitig abtreten und zuschauen muss, wie die andern weiterschreiten, der wird um einen Teil seines Lebens betrogen. Nicht weitermachen zu können, weil der Körper versagt, wenn man nahe daran war, den beruflichen, wirtschaftlichen, gesellschaftlichen Höhepunkt seines Daseins zu erreichen, ist eine niederschmetternde Enttäuschung. Ein Menschenleben sollte nicht von unvollendetem Beginnen, von glänzenden, nie erfüllten Versprechungen gezeichnet sein. Während der Lehrzeit müssen sich die Fähigkeiten frei entfalten können, damit sie reifen, solange noch eine genügende Lebensspanne verbleibt, um die Früchte zu ernten und sich ihrer zu erfreuen.

In der Regel hat der Körper eine Warnungsperiode, auf die man achtgeben sollte, ehe das unheilvolle Wirken einer Krankheit einsetzt. Wie eine Weckeruhr uns aus tiefem Schlafe reisst, so rufen diese Alarmzeichen des Körpers uns zur Wachsamkeit auf, damit wir merken, ob, wie und wo etwas in unserer menschlichen Maschine nicht mehr mit jenen Gesetzen der Natur übereinstimmt, nach denen sie funktioniert.

Ein solches Warnungszeichen ist chronische Müdigkeit. Eines Tages, vielleicht ganz plötzlich, stellt man fest, dass man leicht ermüdet. Es ist eine Müdigkeit, über die auch die Nachtruhe nicht hinweghilft. Schon morgens beim Aufstehen fühlt man sich erschöpft. Die tägliche Arbeit macht einem keine Freude mehr. Man gibt eine Freizeitbeschäftigung nach der andern auf, geht kaum mehr aus, verliert jegliche Unternehmungslust, hat Zeiten tiefer Entmutigung. Geistig mag man durchaus auf der Höhe sein; man weiss, dass man viel mehr leisten könnte – wenn nur diese ständige Müdigkeit nicht wäre! Fühlte man sich körperlich nur annähernd so frisch wie geistig, so würde man mit seiner Arbeit mühelos vorwärtskommen. Hin und wieder hat man einmal einen guten Tag, an dem man alles und jedes spielend bewältigt. Wenn man nur wüsste, warum das nicht immer so ist!

Angenommen, du leidest an solcher chronischer Müdigkeit, so lauten meine ersten Fragen: Wie lange schläfst du nachts? Wann gehst du zu Bett? Wann stehst du morgens auf?

Wir dürfen nicht vergessen, dass das künstliche Licht nach Sonnenuntergang eine menschliche Erfindung ist. Der moderne Stundenplan des durch künstliches Licht verlängerten Tages ist kein natürlicher. Obwohl es für die meisten von uns undurchführbar wäre, unser Tagwerk mit Sonnenaufgang zu beginnen und bei Sonnenuntergang zu beenden, da wir ja alle von unserer Umwelt und ihrer Zeiteinteilung abhängen, sollten wir doch Arbeit und Ruhe nach Möglichkeit mit den weisen Plänen der Natur in Einklang zu bringen versuchen. Etwas vom Wichtigsten ist der Schlaf vor Mitternacht, der möglichst lang sein sollte. Natürlich gibt es Leute, die mit ein paar Stunden Schlaf auskommen, um anderntags wieder frisch und munter zu sein. Aber zu diesen gehört gewiss keiner, der an chronischer Müdigkeit leidet und keinen rechten Lebensmut mehr aufbringt.

Vielleicht schläfst du abends schwer ein und wachst nachts häufig auf. Ist dies der Fall, so solltest du es mit Honig versuchen. Dank seiner beruhigenden Wirkung auf den Körper ist Honig eines der besten Schlafmittel. Da die Biene ihn schon verdaut hat, braucht dieser Zucker vom menschlichen Magen nicht mehr verdaut zu werden und wird sofort vom Körper verarbeitet. Zwanzig Minuten nachdem man ihn gegessen hat, ist er bereits ins Blut übergegangen. Gegen chronische Müdigkeit kennt die Volksmedizin kein besseres Mittel als die folgende Mischung: drei Teelöffel Obstessig auf eine Tasse Honig. Diese Mischung füllst du in einen kleinen Topf oder ein Konservenglas mit weiter Öffnung, so dass sich ein Teelöffel hineinstecken lässt, hältst sie stets im Schlafzimmer bereit und nimmst vor dem Schlafengehen zwei Teelöffel davon. Damit solltest du binnen einer halben Stunde einschlafen. Falls du aber nach Verlauf einer Stunde noch wach liegst, nimm nochmals zwei Teelöffel Honig. In Fällen besonders hartnäckiger Schlaflosigkeit muss die Dosis eventuell mehrmals wiederholt werden. Auch wenn du nachts erwachst und nicht wieder einschlafen kannst, empfiehlt es sich, zwei Teelöffel von dem Honig zu nehmen. Das ist ein viel besseres Mittel als die üblichen Schlaftabletten, weil es den natürlichen Bedürfnissen des Körpers entspricht. Da es harmlos ist, kann beliebig viel davon genommen werden. Auch reiner Honig allein ist gut für den Schlaf, aber die Volksmedizin lehrt uns, dass er in Verbindung mit Obstessig noch wirksamer ist.

Morgens beim Aufstehen sollte die Urinreaktion mit Lackmuspapier geprüft werden. Bei normaler, das heisst saurer Reaktion färbt sich das Papier rot. Aus dieser morgendlichen Kontrolle der Reaktion ersiehst du, ob deine Nachtruhe ausreichend war, um den chemischen Zustand deines Körpers wiederherzustellen. Und danach wiederum lässt sich ermessen, wieviel körperliche Energiereserven dir für dein Tagewerk zur Verfügung stehen. Solche Energiereserven bilden sich durch lange Ruhe, Schlaf, Loslösung von Sorgen und Vermeidung von Speisen, die eine alkalische Urinreaktion hervorrufen. Die morgendliche Reaktion zeigt dir demnach an, ob du dein Konto an diesen Reserven überzogen hast und dir mit Hilfe von Ruhe, Schlaf, weniger Sorgen und grösserer Vorsicht bei der Wahl deiner Speisen ein neues Energiedepot anlegen musst.

Wer an chronischer Müdigkeit leidet, sollte lernen und sich daran gewöhnen, nach Möglichkeit überall, wo immer er sich befinden mag, ausruhen zu können. Ich glaube, es war ein ehemaliger Präsident des «Darthmouth College», der den Ausspruch getan hat: «Ich stehe nie, wenn ich sitzen kann; ich laufe nie, wenn ich gehen kann; ich sitze nie, wenn ich liegen kann.» Obwohl es den meisten von uns schwerfallen dürfte, nach dieser Devise zu leben, lässt sie sich doch so weit befolgen, dass man durch bequemes Sitzen, gemächliches Gehen, überhaupt durch Entspannung den Verbrauch an Energiereserven einschränken kann.

Zeigt die morgendliche Urinreaktion an, dass der Vorrat an Energiereserven sehr gering ist, so empfiehlt sich das folgende kleine «Obstessigbad»: Nachdem man einen Teelöffel Obstessig in ein halbes Glas warmes Wasser getan hat, schütte man etwa einen Teelöffel davon in die hohle Hand, reibe damit zuerst einen Arm und eine Schulter, dann mit einem weiteren Teelöffel voll den anderen Arm und die andere Schulter ein und fahre so fort, immer löffelweise, nach und nach Brust, Magengrube,

Rücken, Ober- und Unterschenkel und endlich noch die Füsse einzureiben. Kein Handtuch benützen! Statt dessen den ganzen Körper mit beiden Händen frottieren, bis das Essigwasser völlig in die Haut eingedrungen ist, was ziemlich rasch geht.

Und nun wird sich wohl so mancher wundern, wenn ich anschliessend erkläre, dass ein Mensch, der an chronischer Müdigkeit leidet und sich davon befreien möchte, am besten überhaupt keine Seife benutzen sollte. Man mache einmal den Versuch, ein Blättchen Lackmuspapier auf ein Stück feuchte Seife zu legen. Das Papier wird sich dunkelblau färben, ein Beweis für die stark alkalische Reaktion. Und eben diese alkalische Eigenschaft der Seife trägt dazu bei, die chronische Müdigkeit zu erzeugen, die du loswerden möchtest. Seife ist schliesslich etwas von Menschen Hergestelltes, sie wächst weder auf Bäumen noch an Sträuchern. Säuren hingegen teilt die Natur reichlich aus, und man findet sie in mannigfacher Form in den Pflanzen.

Wenn man zum Reinigen des Körpers etwas Saures benutzt, so gibt man der Haut das, was ihr normalerweise zuträglich ist, nämlich Säure. Ist die Haut sauer, so scheint sie das Blut gewissermassen an sich zu ziehen, behandelt man sie aber mit etwas Alkalischem, zum Beispiel mit Wasser und Seife, so wird sie blass, und man muss womöglich mit einem künstlichen «make-up» nachhelfen, um ihr ein gesundes Aussehen zu verleihen. Eine normal durchblutete Haut hat einen rosigen Schimmer; eine blasse Farbe ist im allgemeinen ein Zeichen, dass die Haut förmlich nach Säure lechzt. Falls Seife unbedingt erforderlich ist, um Schmutz zu entfernen, sollte man erstens so wenig wie möglich davon brauchen, zweitens die Haut gleich hinterher mit Obstessigwasser abreiben, damit sie ihre normal saure Reaktion behält.

Das gleiche gilt für Vollbäder. Anstatt Seife zu nehmen, füge man dem Badewasser einen Viertelliter Obstessig bei und bleibe mindestens eine Viertelstunde darin liegen, so dass die Haut etwas von dem gesäuerten Wasser aufnehmen kann. Muss einmal Seife genommen werden, so gilt auch hier das Obengesagte. Wichtig ist immer, dass die Haut ihre Säure behält.

Nun mag man fragen: «Woher soll ich wissen, ob meine Haut sauer reagiert oder nicht?» Das lässt sich sehr leicht feststellen. Alkalisch reagierende Haut juckt nämlich. Durch Hautjucken, auch durch Kopfjucken gibt der Körper zu verstehen, dass nicht mehr Seife, sondern ein anderes Säuberungsmittel genommen werden soll, das den Juckreiz aufhebt und der Haut ihre normal saure Reaktion wiedergibt. Ein Mann, dessen Kopfhaut juckt, braucht nur einen Teelöffel Obstessig in ein Glas Wasser zu tun, seinen Kamm hineinzutauchen und sich damit zu kämmen, bis das Haar getränkt ist. Bei Frauen liegt die Sache etwas schwieriger. Wenn sie Dauerwellen haben, so gehen diese durch das Kämmen mit Essigwasser aus. Sie werden also wahrscheinlich ihre Kopfhaut lieber erst dann behandeln, wenn sie sich sowieso die Haare waschen lassen müssen.

Nachdem wir uns im Hinblick auf chronische Müdigkeit mit der Haut befasst haben, wollen wir uns nun der Ernährung zuwenden, die dem ständig erneuerten Aufbau unseres Körpers dient. Es gibt eine ganze Reihe von Lebensmitteln, die zu meiden sind, wenn man an chronischer Müdigkeit leidet. Hier können wir uns von den Tieren belehren lassen. Vögel fressen zum Beispiel keinen Weizen. Wenn man ihnen gemischtes Futter vorsetzt, in dem Weizenkörner sind, lassen sie diese liegen, fressen aber alles übrige. Wie mir Farmer bestätigt haben, rühren Hühner Futter, das mit Weizen vermengt ist, nicht an, oder sie fressen es, wenn sie sehr hungrig sind, zuallerletzt. Wenn man dem Viehfutter einer Kuh zuviel Weizen beigibt, frisst sie es nicht. Tiere scheinen zu wissen, dass Essen stärken, nicht aber schwächen und müde machen soll, und dass sie, wenn sie Weizen fressen, eine schwächliche Nachkommenschaft haben werden.

Wer an chronischer Müdigkeit leidet, sollte seine Nahrung vorzugsweise aus dem Ozean beziehen, denn eine der Hauptursachen dieser Müdigkeit ist Mangel an Jod und anderen Mineralien, die in Fischen, überhaupt in allen Meeresprodukten reichlich vorhanden sind. Auch getrocknete Bohnen werden von Leuten mit chronischer Müdigkeit für gewöhnlich gut vertragen. Ist dies der Fall, so dürfen sie ruhig dreimal in der Woche gegessen werden. Bei uns in Vermont pflegt man sie mit Essig zu servieren. Manche Leute giessen den Essig direkt über die Bohnen, andere tun ihn lieber ins Wasser und trinken während des Essens ab und zu ein paar Schlückchen davon. Letzten Endes sollte jeder von chronischer Müdigkeit Geplagte aus eigener Erfahrung lernen können, welche Speisen bei ihm die erwünschte saure Reaktion hervorrufen und welche er meiden soll, weil sie das Gegenteil bewirken.

Chronische Kopfschmerzen

Die Schuld für chronische Kopfschmerzen wird gemeinhin entweder den Augen zugeschoben oder dem Magen, den Nieren, der Stirnhöhle.

Es gibt verschiedene Arten von Kopfschmerzen. Manche hängen mit organischen Erkrankungen zusammen, zum Beispiel mit Nierenkrankheiten. Andere haben psychische Ursachen – Angst, Sorgen, Hassgefühle usw. Besonders unangenehm sind die Migräne genannten Kopfschmerzen.

Die Migräne ist ein erbliches Leiden, von dem Menschen eines ganz bestimmten physischen Typs befallen werden, häufig solche mit viel Energie und hoher Intelligenz. Menschen dieser Art sind empfindsam und mitfühlend, aber auch leicht erregbar, anspruchsvoll, aggressiv, ehrgeizig. Ich habe sagen hören, Migräne sei «der Preis, den der Mensch für seine Ambitionen zahlt».

Es besteht eine Neigung, sogar unter Ärzten, die verschiedenartigsten chronischen Kopfschmerzen einfach unter dem Sammelnamen Migräne zusammenzufassen. Dabei sind die echten, gewissermassen klassischen Symptome der Migräne gar nicht zu verwechseln. Diesen Kopfschmerzen pflegt eine Art Warnungszeichen vorauszugehen, das heisst ehe sie auftreten, nimmt der Patient dicht vor dem Auge ein Strahlengeflimmer wahr. Die Schmerzen befallen eine Seite des Kopfes (Migräne bedeutet soviel wie Hälfte des Kopfes) und sind oft mit Übelkeit und Verdauungsstörungen verbunden.

Aufregungen, Ängste, Sorgen können Migräneanfälle auslösen. Mit fortschreitendem Alter nehmen sie an Häufigkeit ab. Nach dem sechzigsten Lebensjahr kommen sie äusserst selten vor. Das liegt wahrscheinlich zum Teil daran, dass der Mensch mit den Jahren ruhiger wird und weniger leicht aus der Fassung zu bringen ist.

Ich habe mich sehr eingehend mit dem Studium der Migräne abgegeben, wobei mir Personen, die unter dieser Krankheit litten, bereitwilligst als Versuchskaninchen dienten. Wie bei vielen anderen Erkrankungen, die auf eine Störung im körperlichen Ausgleich hindeuten, galt es auch hier, zunächst festzustellen, ob das Leiden bei alkalischer oder bei saurer Urinreaktion auftritt. Sobald sich ein Übergang zu saurer Reaktion zeigte, traten die Anfälle weniger häufig auf, waren leichter oder blieben völlig aus. Offensichtlich kommt es also auch bei einer erfolgreichen Behandlung der Migräne in erster Linie darauf an, die verschiedenen Faktoren, welche eine alkalische Reaktion hervorrufen, zu erkennen, damit man dann die entsprechenden Massnahmen treffen kann.

Die tägliche Säureaufnahme sollte durch Obstessig erhöht werden, nach der bewährten Methode, die ebenso einfach wie wirksam ist. Auch Honig – zwei Teelöffel zu jeder Mahlzeit – hat sich als gutes Vorbeugungsmittel gegen Migräne erwiesen. Sind die Kopfschmerzen bereits aufgetreten, so empfiehlt es sich, sofort einen Esslöffel Honig zu nehmen. Da er keinen Verdauungsprozess benötigt und sehr schnell ins Blut übergeht, stellt sich oft schon nach einer halben Stunde eine Linderung ein. Wenn nicht, so ist nochmals ein Esslöffel davon einzunehmen. Dank seiner beruhigenden Wirkung auf den ganzen Körper ist Honig gerade bei dieser Art von Kopfschmerzen und den charakteristischen Bedingungen, unter denen sie auftreten, besonders geeignet.

Die Volksmedizin kennt noch eine andere Anwendung des Obstessigs zur Behandlung von Migräne, nämlich diejenige der Essigdämpfe. Zu diesem Zweck fülle man Essig und Wasser zu gleichen Teilen in ein kleines Gefäss und stelle dieses auf den

Ofen, wo es langsam zum Kochen kommt. Wenn der Dampf aufzusteigen beginnt, beuge man sich darüber, bis man seine angenehme Stärke verspürt, und atme ihn dann fünfundsiebzigmal ein. Im allgemeinen werden die Kopfschmerzen dabei verschwinden. Falls sie sich von neuem spürbar machen, sind sie nur mehr halb so heftig. Durch diese Behandlung mit Essigdämpfen werden Kopfwehtabletten überflüssig.

Hoher Blutdruck

Eines der wichtigsten Probleme der Medizin ist die Behandlung des hohen Blutdrucks, einer ebenso häufigen wie ernsten Erscheinung. Es steht nahezu fest, dass zwischen erhöhtem Blutdruck und der Anpassung an die Umwelt ein Zusammenhang besteht.

Wenn die Anforderungen der Umwelt nicht über seine Kräfte gehen, so führt der Mensch ein arbeits- und erfolgreiches Dasein mit den üblichen Lebensaussichten. Sind jedoch die Anforderungen zu gross und vermag der Mensch ihnen nicht recht zu genügen, so gerät der Mechanismus seines Körpers aus dem Gleichgewicht, was sich unter anderem in zu hohem Blutdruck äussern kann.

Hoher Blutdruck ist zu einem der Hauptprobleme der Medizin geworden, weil er einer der mitwirkenden Faktoren bei vier Fünfteln aller Todesfälle infolge von Herz- oder Nierenkrankheiten ist. Ob er als Krankheit an sich oder als Symptom zu gelten hat, ist eine vielumstrittene Frage. Wenn wir eine medizinische Ursache erkennen, betrachten wir den mit ihr verbundenen hohen Blutdruck als Symptom. Kennen wir eine solche Ursache nicht, so betrachten wir ihn als Krankheit an sich.

Menschen mit zu hohem Blutdruck lassen sich in der Regel in zwei Gruppen einteilen. Wenn die Ursache nicht in irgendeiner erkennbaren Krankheit zu finden ist, so sprechen wir von *essentieller Hypertonie* oder *primär erhöhtem Blutdruck;* liegt eine feststellbare Ursache vor, so brauchen wir die Bezeichnung *sekundär erhöhter Blutdruck*.

Rein wissenschaftlich scheint der mechanische Vorgang, durch den der Blutdruck zu essentieller Hypertonie gesteigert wird, durchaus klar. Im ganzen Körper wird dem Blutstrom durch die kleinen Arterien, die sogenannten Arteriolen, Widerstand entgegengesetzt. Im frühen Stadium ist die Verengung dieser Arterien noch leicht zu beheben, und während des Schlafes kehrt der Blutdruck auf den normalen Stand zurück, ein Zeichen, dass die Arteriolen sich entspannt haben.

Mit der Zeit jedoch geht ihnen diese Fähigkeit verloren, und der Blutdruck normalisiert sich nicht mehr. Gemäss der klassischen Schulmedizin gibt es für die Verengung der Arterien zwei Erklärungen. Die eine liegt in einer Überaktivität des Sympathicus, die den Körper in einen Zustand der Unruhe versetzt und eine weitgehende Verengung kleiner Arterien herbeiführt. Nach der anderen Erklärung werden diese Verengungen durch chemische Substanzen im Blut hervorgerufen.

Langjährige Erfahrungen im Kontakt mit Personen, die einen erhöhten Blutdruck haben, zeigen, dass das Temperament dabei eine wichtige Rolle spielt. Bei der Mehrzahl der Patienten mit essentieller Hypertonie handelt es sich um äusserst dynamische, tätige, betriebsame Menschen, die immer möglichst viel in kürzester Zeit erledigen wollen. Es sind charakterlich gewissermassen Rennpferdtypen. Befragt man solche Patienten und ihre Familienangehörigen, so erweist sich im allgemeinen, dass dieses Temperament sich nicht etwa erst nach Auftreten des hohen Blutdrucks entwickelt hat, sondern einer angeborenen Veranlagung entspricht, die der betreffenden Person von jeher eigen war.

Wenn man Personen, die an zu hohem Blutdruck leiden, jahrelang mehrmals wöchentlich untersucht, so kann man daraus viel lernen. So beobachtet man zum Beispiel, dass dieser Zustand nicht ein feststehender und beständiger ist, sondern sich von Tag zu Tag, von Woche zu Woche ändert, je nach der körperlichen Tätigkeit, nach Ruhe, Nahrungsaufnahme, Wetter, Schmerzen, Nervenanspannungen, Anstrengungen. Besonders stark ist der Einfluss des Wetterwechsels. Der Blutdruck pflegt bei Kälte am höchsten, bei warmem Wetter am niedrigsten zu sein. Hier in

Vermont ist er also im Januar und Februar am höchsten, im Juli und August am niedrigsten. Bei den ersten ärztlichen Untersuchungen zeigt der Blutdruck oft seinen Höchststand an, weil der Patient ängstlich und erregt ist. Später, wenn er mit dem Arzt besser vertraut ist, verliert sich diese anfängliche Spannung.

Welche Massnahmen trifft nun die Volksmedizin bei zu hohem Blutdruck?

Die Natur hat vorgesehen, dass der Mensch vornehmlich Früchte, Blattgemüse und Honig essen soll, also Dinge, die viel Kohlehydrate enthalten, jedoch wenig proteinreiche Kost, wie Eier, Fleisch, Milch, Käse, Erbsen, Bohnen und Nüsse. Der Mensch aber tut seinen ersten Schritt zu erhöhtem Blutdruck, indem er statt dessen Dinge isst, die wenig Kohlehydrate enthalten, dafür aber um so mehr Proteine. Zu dieser Kost greift er, um seinem Körper die nötige Energie zuzuführen, die er braucht, wenn er den erhöhten Anforderungen des heutigen Lebens genügen will. Ein anschauliches Beispiel für eine solche Vorbereitung auf Taten finden wir übrigens bei den Angehörigen gewisser afrikanischer Stämme, die eine Kuh schlachten und verspeisen, bevor sie auf die Jagd gehen, um einige Löwen zu erlegen, die unter Menschen und Vieh des Stammes Verheerungen angerichtet haben. Durch die Aufnahme der im Fleisch enthaltenen Proteine haben sie ihren Körper besser für die bevorstehende Kampfhandlung vorbereitet.

Nun könnte zwar eine vermehrte Aufnahme von Eiweissstoffen nicht viel schaden, wenn die dadurch verstärkte alkalische Beschaffenheit des Blutes mittels einer erhöhten Zufuhr an Säure in organischer Form, wie Obstessig, Äpfel, Trauben, Preiselbeeren (oder deren Saft) wieder ausgeglichen würde. Blut hat zwar immer eine alkalische Reaktion, aber diese kann verstärkt oder verringert werden. Wird sie verstärkt, so wird das Blut dickflüssiger und bildet winzige Flöckchen. Die Wandungen der kleinen Äderchen sind für Blut in der gleichen Weise durchlässig wie Löschpapier für Tinte. Ist das Blut jedoch zu dickflüssig, so geht es durch diese fliesspapierartigen Wände nicht mehr so leicht hindurch, wie es sollte. Die kleinen Flöckchen verstopfen einige der winzigen Arterien und behindern allmählich den Durchfluss, mit dem Ergebnis, dass der Blutdruck sich erhöht.

Was sagt nun unsere Volksmedizin dazu?

1. Man steigere die tägliche Aufnahme von organischer Säure in Form von Äpfeln, Weintrauben, Preiselbeeren oder Säften dieser Früchte, wobei die erforderliche Menge vier Gläsern Saft entsprechen soll und zu den Mahlzeiten genommen werden kann. Wählt man Obstessig als Säurespender, so sind jeweils zwei Teelöffel davon in einem Glas Wasser zu trinken.

2. Die tägliche Kost sollte einer Revision unterzogen und auf ihren Gehalt an Proteinen und Kohlehydraten geprüft werden. Ist der erstere höher, so ist für einen besseren Ausgleich zu sorgen.

3. Von Weizenprodukten gehe man zu Mais über. Da die Nieren Ausscheidungsorgane sind, zeigt eine durch Weizenprodukte, raffinierten Zucker und Fleisch erzeugte alkalische Urinreaktion, dass das Blut seinen alkalischen Gehalt zu reduzieren verlangt.

4. Gewöhnliches Tafelsalz hat die Eigenschaft, Flüssigkeit im Körper zu halten. Salzige Nahrung sollte deshalb von Leuten mit zu hohem Blutdruck gemieden werden. Jeder Mensch weiss, dass salziges Essen durstig macht. Ein Teil der vom Salz beanspruchten zusätzlichen Flüssigkeit wird solange im Blutstrom zurückbehalten, bis sie vom Körper ausgeschieden werden kann, und dieser Rückbehalt an überschüssiger Flüssigkeit verursacht eine Erhöhung des Blutdrucks. Verzichtet man auf Salz und salzige Speisen, so gibt das Blut ohne weiteres die überschüssige Flüssigkeit ab, und der Blutdruck sinkt wieder in dem gleichen Masse, in welchem er durch die Salzaufnahme gestiegen war.

Honig hat die genau entgegengesetzte Wirkung. Er zieht Wasser sozusagen magnetisch an. Wird er zu jeder Mahlzeit genommen, so entzieht er dem Blut überschüssige Flüssigkeit und senkt somit den Blutdruck. Da er zudem noch beruhigend wirkt, löst er auch störende Spannungen des Nervensystems.

Bei der Untersuchung in einer weithin bekannten Klinik zeigte eine Patientin den ungewöhnlich hohen Blutdruck von nahezu

300. Es schien ein Wunder, dass sie überhaupt noch lebte. Dank einer strikten Befolgung der Lehren unserer Volksmedizin gelang es ihr, die alkalische Beschaffenheit ihres Blutes zu regulieren und ein Alter von vierundachtzig Jahren zu erreichen. Ich untersuchte ihre Tochter, die anfangs der Fünfzigerjahre stand, und stellte einen Blutdruck von 225 fest. Die Frau hielt sich an das, was ihre Mutter getan hatte, und wurde einundachtzig Jahre alt.

Schwindelanfälle

Die Erfolge der Volksmedizin in der Behandlung von Schwindelzuständen veranlassten mich, auch diesem Problem besonders nachzugehen.

Jahrelange Studien führten zu der Feststellung, dass es vier Typen von Schwindel gibt.

Typ 1: Vorübergehendes Schwindelgefühl. Die betreffende Person hält sich nicht gern an hochgelegenen Plätzen auf und pflegt sich beim Hinuntergehen am Treppengeländer festzuhalten, besonders in öffentlichen Gebäuden. Es ist ihr unangenehm, von einer erhöhten Stelle hinabzublicken. Die Koordinierung von Kopf und Füssen scheint nicht gut zu sein, und beim Abstieg einer Treppe muss auf jede Stufe achtgegeben werden.

Typ 2: Hier besteht ein Zusammenhang mit der Veränderung der Körperstellung. Wenn der an dieser Art von Schwindelanfällen Leidende sich plötzlich erhebt, muss er sich festhalten, um nicht zu fallen. Oft trägt er eine Brille in der Hoffnung, dass das Schwindelgefühl dadurch vermindert werden könnte. Solche Menschen müssen morgens beim Aufstehen zuerst einmal fünf bis fünfzehn Minuten auf dem Bettrand sitzen bleiben, sonst werden sie schwindlig, sobald sie durchs Zimmer gehen. Ein bis zwei Stunden später kann dieses Schwindelgefühl völlig verflogen sein. Menschen dieses Typs werden häufig auf Gallenleiden behandelt, in der Annahme, dass hier der Grund für ihre Schwindelanfälle liege.

Typ 3: In diesem Falle sind die Menschen oft gezwungen, mehrere Tage hintereinander das Bett zu hüten, weil ein ständiges Schwindelgefühl es ihnen unmöglich macht, aufzustehen und sich anzukleiden. Sie verlieren den Gleichgewichtssinn und laufen Gefahr umzufallen. Doch scheint mit diesem Zustand keinerlei Übelkeit verbunden zu sein, ebensowenig das Gefühl, dass alles im Zimmer kreist.

Typ 4: Diese Patienten haben schwere Schwindelanfälle mit Übelkeit und Ohrensausen, zuweilen sogar mit vorübergehenden Gehörstörungen. Manchmal können sie das Bett wochenlang nicht verlassen, weil sich sonst «alles um sie dreht». Sie vermögen nicht allein aufrecht zu stehen oder zu gehen, ohne umzufallen. Zuweilen müssen sie von zwei Personen gestützt werden.

Im Hintergrund jedes Schwindelgefühls steht eine alkalische Urinreaktion. Wird sie zu einer sauren übergeleitet, so lässt der Schwindel spürbar nach oder vergeht gänzlich. Zur Verhütung von Schwindelanfällen wendet die Volksmedizin die Obstessigbehandlung an, und zwar in der gleichen mengenmässigen und zeitlichen Dosierung wie für andere Krankheiten. Ob jemand an Schwindelanfällen leidet oder nicht, hängt davon ab, wieweit er gewillt ist, sein Leben so einzurichten, dass seine Urinreaktion stets sauer bleibt.

Noch ein Rat: Erwarte nicht, dass du schon nach einem oder zwei Gläschen Obstessig, die du heute eingenommen hast, sofort und für alle Zeiten von deinen Schwindelanfällen befreit bist. Immerhin sollte, sofern du die von der Volksmedizin verschriebene Kur strikt befolgst, nach zwei Wochen bereits eine Besserung und nach Ablauf eines Monats ein weiterer Fortschritt zu verzeichnen sein.

Halsschmerzen

Das in der Volksmedizin meistgebrauchte Mittel gegen Halsweh ist das Gurgeln mit Obstessig. Ein Teelöffel auf ein Glas Wasser genügt. Gebrauchsanweisung: Jede Stunde einen Mund voll nehmen, gurgeln, hinunterschlucken. Noch einen Mund voll nehmen, das gleiche wiederholen.

Was das Herunterschlucken des Gurgelwassers betrifft, so ist die Volksmedizin der Ansicht, dass es auf diese Weise auch alle diejenigen Teile des Rachens erreicht, die beim Gurgeln selbst nicht berührt werden. Sobald die Halsschmerzen nachlassen, genügt es, nur mehr alle zwei Stunden zu gurgeln.

Zu meiner Überraschung machte ich die Erfahrung, dass mit dieser Behandlung sogar durch Streptokokkeninfektion hervorgerufene Halsschmerzen innerhalb von vierundzwanzig Stunden geheilt werden konnten. In der Regel war der Patient bereits von den Symptomen befreit, bevor ich vom Laboratorium den Bescheid erhielt, dass der eingesandte Abstrich Streptokokken aufwies. Ich stellte auch fest, dass ein häutchenartiger Belag der Mandeln durch die gleiche Behandlungsweise im Laufe von zwölf Stunden zum Verschwinden gebracht wurde.

Kalium und Schleimabsonderung

Wenn ich auf meinen täglichen Wegen an Kuhherden vorüberkam, pflegte ich den Tieren zuzusehen, mir ihre Köpfe anzuschauen, sie beim Fressen zu beobachten. Dabei fiel mir auf, dass einige von ihnen triefende Augen hatten. Zuweilen rollten ihnen buchstäblich dicke Tränen am Gesicht herab, so dass es aussah, als weinten sie. Sie hatten auch nasse Nasen, was ich daran erkannte, wie sie mit der Zunge über ihre Nüstern wischten. Manche husteten überdies, ein Beweis, dass sie einen verschleimten Hals hatten.

Da ich aus medizinischen Büchern wusste, dass Kalium unersättlich durstig, das heisst ein wahrer Magnet für Wasser ist, begannen wir damit, auf die beiden täglichen Futterrationen der Kühe je einen halben Deziliter Obstessig zu giessen. Darauf hörte sowohl das Triefen von Augen und Nase als auch das Husten auf. Die einzige vernünftige Erklärung hierfür schien die zu sein, dass die Körper der Tiere infolge eines Mangels an Kalium im täglichen Futter nicht imstande waren, die Flüssigkeit aufzunehmen. Das Triefen von Augen und Nase sowie der Husten waren Äusserungen eines Bemühens, die überschüssige Wassermenge im Körper loszuwerden. Durch den Zusatz des erforderlichen Kaliums zum Futter konnte ihm diese nun entzogen werden. Die erhöhte Schleimabsonderung hörte auf, und das Feuchtigkeitsverhältnis des Körpers wurde wieder normal.

Wenn nun Patienten – zumeist handelt es sich um ältere Leute – über tränende Augen klagen, so liegt es nahe, das, was ich beim Studium der Kühe gelernt habe, auch hier anzuwenden. Ein Teelöffel Obstessig und ein Tropfen Jodlösung werden in einem Glas Wasser gut verrührt und zu einer der Hauptmahlzeiten langsam getrunken, etwa wie eine Tasse Tee oder Kaffee. Die Kur sollte zwei Wochen lang fortgesetzt werden.

Nach Ablauf dieser Zeit dürfte das Tränen der Augen bereits merklich nachgelassen haben. Wenn nötig, kann die tägliche Kur noch zwei weitere Wochen fortgesetzt werden, danach nur noch jeden Dienstag und Freitag, um ein neuerliches Auftreten zu verhüten.

Dieselbe Behandlung habe ich übrigens auch mit Erfolg bei Patienten angewendet, die «etwas zum Freimachen der Stirnhöhle» haben wollten. Im allgemeinen dauert es eine, höchstens zwei Wochen, bis die wässerigen Absonderungen der Nase aufhören. Allerdings muss nachdrücklich darauf hingewiesen werden, dass der Patient weder Zitrusfrüchte essen noch deren Säfte trinken darf, aus dem einfachen Grunde, weil diese allein schon an der laufenden Nase schuld sein können.

Hat man die Eigenschaft des Kaliums, überschüssige Flüssigkeit aus dem Körper zu ziehen und auf dem Weg über die Nieren zu entfernen, einmal richtig erkannt, so versteht es sich fast von selbst, dass es auch bei Katarrhen der hinteren Nasenhöhle seine Wirkung tut. Wenn neben reichlicher Kaliumaufnahme darauf geachtet wird, Weizenprodukte durch solche aus Roggen und Mais zu ersetzen, Zitrusfrüchte und deren Säfte völlig wegzulassen, so ist damit schon vielen Ursachen derartiger Katarrhe abgeholfen.

«Woran erkenne ich denn, dass mein Körper zu wenig Kalium hat?» magst du fragen.

1. An einem gewissen Nachlassen der geistigen Frische. Es fällt dir schwerer, Entschlüsse zu fassen. Dein Gedächtnis ist nicht mehr so gut wie früher.
2. Geistige und körperliche Abspannung stellen sich rascher und häufiger ein. Die Muskeln erschlaffen schneller. Du wirst leichter müde.
3. Du wirst empfindlicher gegen Kälte, isst lieber warme als kalte Speisen, hast oft kalte Hände und Füsse.
4. An deinen Füssen bilden sich leicht Hühneraugen, harte Haut an den Fusssohlen.
5. Du neigst zu Verstopfung.
6. Du wirst anfälliger für Krankheiten, erkältest dich leicht.
7. Manchmal leidest du an Appetitlosigkeit, zuweilen an Übelkeit mit Erbrechen.
8. Verletzungen heilen langsamer.
9. Du wirst häufig von Hautjucken geplagt.
10. Deine Zähne sind schlechter, als sie sein sollten.
11. Vielleicht zeigen sich des öftern Pickel auf deiner Haut.
12. Zuckungen der Augenlider oder der Mundwinkel können auftreten.
13. Muskelkrämpfe mögen dich belästigen, vor allem nachts in den Beinmuskeln.
14. Du hast mehr Mühe, dich zu entspannen.
15. Du schläfst nachts nicht mehr so gut wie früher.
16. Schmerzen in den Gelenken machen sich bemerkbar. Du hast das Gefühl, dass sich eine Arthritis entwickeln könnte.

Je älter du wirst, desto mehr Kalium solltest du täglich in dich aufnehmen. In der Regel müsste dein Körper jetzt doppelt so viel davon erhalten, und zwar in Form von Honig, frischen Gemüsen, Obst – so wie du ja auch Natrium in Form von Tafelsalz und salzigen Speisen zu dir nimmst. Kalium ist nicht nur wegen der Funktionen, die es im Körper ausübt, zur Erhaltung der Gesundheit wichtig, sondern auch zur Erhaltung des heiklen Gleichgewichtes zwischen Kalium und Natrium.

Der tägliche Bedarf an Kalium lässt sich auf mancherlei einfache Art decken:

1. Mit Paprika, der zum Beispiel sehr viel Kalium enthält. Man darf es sich ohne weiteres ein- bis zweimal am Tage aufs Essen streuen.
2. Mit der Mischung von Honig und Obstessig in einem Glas Wasser, die bereits genannt wurde.
3. Mit einem Glas Trauben-, Preiselbeer- oder Apfelsaft (Süssmost), das Kalium in angenehmster Form liefert.

Hast du erst einmal verschiedenes probiert, so wirst du wahrscheinlich selber herausfinden, was dir am zuträglichsten ist und am meisten nützt, und das wirst du dann auch am häufigsten nehmen.

Da viele Leute eine ausgesprochene Vorliebe für Traubensaft zeigen, habe ich mich mit diesem Getränk besonders eingehend beschäftigt.

Hier zunächst die chemische Zusammensetzung und der Nährwert von Weintrauben (mit Ausnahme der Schalen und Kerne):

	Prozent
Wasser	77,4
Protein	1,3
Fett	1,6
Kohlehydrate	19,2
Asche	0,5

Und hier die Analyse des Mineraliengehaltes von Traubensaft:

	Prozent
Kalium	11,49
Natrium	0,97
Kalzium	1,63
Magnesium	1,21
Eisen	0,36
Phosphor	7,08
Schwefel	1,01
Chlor	0,42

Traubensaft löscht augenblicklich den Durst, selbst wenn man nur wenig davon trinkt. Diese rasche Wirkung ist darauf zurückzuführen, dass Traubenzucker sofort in den Blutkreislauf aufgenommen wird, ohne vorher irgendeinen Verdauungsprozess durchzumachen. In dieser Hinsicht besteht also auch keinerlei unnötige Belastung für die Verdauungs- und Assimilierungsorgane.

Es lohnt sich, die Beziehung von Kalium zu Eisen, Kalzium und Natrium einmal näher zu betrachten.

Wenn der Erdboden zu wenig Kalium enthält, fault das Getreide in den Wurzeln und wird auch von Schimmel- und allerlei anderen Pilzen befallen. Die Knoten der Stengel werden von einem rötlichen Niederschlag verstopft, der das Durchströmen des Saftes zwischen Wurzel und Blättern hemmt. Wird der Boden hingegen mit Kalium gedüngt, so gedeiht hochwüchsiges, gesundes Korn; die Ähren haben keine Schimmelpilze, die Wurzeln faulen nicht, noch versperren mineralische Niederschläge die Saftkanäle an Knoten und Blättern.

Lässt man nun bei einer Untersuchung auf die verstopften Saftknoten einige Tropfen Salzsäurelösung und dann ein paar Tropfen einer Blutlaugensalzlösung fallen, so färben sie sich rot. Hieraus ist ersichtlich, dass das, was die Saftkanäle blockiert hat, Eisen war. Auch wenn man die abgeschnittenen Stengel in eine Lösung von Methylenblau taucht, zeigt das Ergebnis, dass die Saftkanäle durch Eisenablagerungen fast völlig verstopft waren.

Doch verlassen wir die Pflanzenwelt und wenden wir uns wieder dem tierischen und menschlichen Körper zu. Wir wissen, dass beide eine ähnliche Lymphzirkulation haben und dass diese ihre Gefässe, Knoten und Drüsen hat. Wir wissen auch durch unsere Patienten, dass diese Drüsen sich verstopfen und anschwellen können. Ferner wissen wir anhand von Blasenbildungen und Gewebeschwellungen, dass Lymphe farblos ist wie der Saft der Bäume und dass sie nicht nur der Nährstoff für das Leben der Gewebe ist, sondern sie auch mit Sauerstoff versorgt und die von den Zellen ausgeschiedenen Abfallstoffe wegschafft.

Da kommt einem nun so manche Frage in den Sinn. Können die Lymphgefässe im tierischen und menschlichen Körper nicht ebenso verstopft werden wie wir's beim Getreide gesehen haben. Können sich in den Gewebslücken, den Lymphknoten, überhaupt den verschiedenen Organen des Körpers nicht auch Eisenablagerungen bilden? Kann im Falle von Kaliummangel auch der tierische oder menschliche Körper von Pilzen oder anderen zerstörerischen Mikro-Organismen befallen werden?

Wenn eine Verstopfung der Lymphgefässe vorliegt, die an vergrösserten Lymphknoten erkennbar ist, so deutet dies auf einen Niederschlag von Eisen infolge von Kaliummangel hin. Wird dieser Mangel behoben, so löst sich die Verstopfung der Lymphgefässe, und die Knoten schwellen wieder ab.

Immer wieder werde ich daran gemahnt, wieviel ich den Kühen zu verdanken habe. Als ich mich entschloss, zu ihnen in die Lehre zu gehen, um an ihnen Wesen und Methoden unserer Volksmedizin zu studieren, nahm ich mir vor, mich hübsch still zu verhalten und nur auf das achtzugeben, was sie mir zu erzählen hatten.

So konnte ich an einer Herde von fünfundvierzig eingetragenen Jersey-Kühen den Einfluss von Kalium auf eine Invasion des Tierkörpers durch Pilze und andere zerstörerische Mikroorganismen studieren. Vorher hatten die Veterinärkosten dieser Herde jährlich einen ziemlich hohen Betrag ausgemacht. Seitdem jeder der Kühe täglich zusätzliches Kalium in Form von je einem Deziliter Obstessig ins Futter gegeben wurde, brauchten die Dienste des Tierarztes im Laufe von vierzehn Monaten, das heisst also während der ganzen Dauer meiner Studien, nur zweimal in Anspruch genommen zu werden. Offensichtlich erhielt das zusätzliche Kalium die Körperchemie der Tiere in einem Zustand, der sie vor den Angriffen zerstörerischer Mikroorganismen schützte.

Da ich mehr Beweise zu haben wünschte, nahm ich mir vor, bei nächster Gelegenheit Krähen und Füchse als Schiedsrichter zu benutzen. Der Gedanke kam mir, als eine Kuh der Herde zusehends an Kraft und Gewicht verlor. Sie hatte Appetit und frass gut, konnte aber anscheinend die aufgenommene Nahrung nicht assimilieren. Auch der zugezogene Tierarzt vermochte nicht festzustellen, was mit ihr los war, es sei denn, dass sie an Mineralienmangel litt. Die Kuh wurde immer schwächer und ging schliesslich an Unterernährung ein, wie die durch den Tierarzt vorgenommene Autopsie ergab. Irgendwelche Anzeichen für eine andere Erkrankung waren nicht vorhanden.

Darauf bat ich den Besitzer der Herde, mit dem ich befreundet war, das verendete Tier auf einen zur Farm gehörigen Hügel schaffen zu lassen, wo sich, wie ich wusste, Fuchsbauten befanden. Ich hatte seinerzeit den Vorschlag gemacht, man solle es mit einer vermehrten Dosis Kalium versuchen, und die Kuh hatte bis zu ihrem Ende reichlich davon in sich aufgenommen. Nun wollte ich das Verhalten von Krähen und Füchsen gegenüber dem mit Kalium saturierten Tierkörper beobachten.

Eine tote Kuh pflegt für Krähen ein Festmahl zu bedeuten, und so lassen sie denn im allgemeinen auch nicht lange auf sich warten. Von diesem toten Tier jedoch hielten sie sich fern. Auch die Füchse kamen nicht. So blieb der Kadaver tatsächlich vom 11. Januar bis zum 5. Juni unberührt liegen. Dann taten die Würmer ihre Arbeit, und nach kurzer Zeit blieb nichts übrig als das Knochengerüst.

Während ich die Beziehungen zwischen Kalium und Kalzium studierte, fiel mir in einer anderen Herde eine Kuh auf, die geschwollene Knie hatte. Aus der Schwierigkeit, die sie jedesmal hatte, wenn sie sich niederlegte oder wieder aufstand, war ersichtlich, dass der Mechanismus ihrer Knie nicht richtig funktionierte, weil sie entzündet waren. Sie bekam nun genau wie die übrigen Tiere der Herde ihre tägliche Kaliumbehandlung mit einem halben Deziliter Obstessig. Dabei dachte ich zunächst gar nicht speziell daran, dass die Obstessigkur irgendeinen Einfluss auf ihre Kniegelenke haben würde.

Nach einiger Zeit bemerkten wir jedoch, dass sie sich leichter hinlegen und aufrichten konnte, und nach Ablauf eines Jahres waren beide Kniegelenke wieder normal. Natürlich stellte sich nun die Frage, ob es der Kalium- und Säuregehalt des Essigs war, der diesen günstigen Einfluss auf die Kalkablagerungen in den Gelenken ausgeübt hatte.

Ungefähr um dieselbe Zeit suchte mich ein Farmer auf, um mir sein Leid über eine siebenjährige Kuh zu klagen. Das Gehen fiel ihr sichtlich schwer, sie hatte steife Gelenke und konnte nur mit grösster Mühe aufstehen und sich niederlegen. Auch war die Milch der einen Euterzitze zu dick; so dick, dass sie sich mit der Melkmaschine gar nicht abzapfen liess.

Um die Milch wieder dünnflüssiger zu machen, goss der Farmer zweimal täglich einen halben Deziliter Obstessig auf das Futter der Kuh. Der Essig schmeckte ihr gut, und nachdem sie alles aufgefressen hatte, leckte sie stets noch den Trog ab. Die Essigmenge wurde nun auf einen ganzen Deziliter pro Fütterung erhöht. In der Folge wurde nicht nur die Milch wieder vorschriftsmässig flüssig, auch die Arthritis wurde geheilt, und die Kuh ist jetzt wieder gesund und munter. Als wir mit der Obstessigkur begannen, gab sie pro Tag knapp fünf Kilogramm Milch. Nachdem sie von ihrer Arthritis geheilt war, stieg ihr täglicher Milchertrag auf vierzehneinhalb Kilogramm.

Eines Tages kam ein Farmer zu mir in die Sprechstunde, um mir über seine Arthritis Bericht zu erstatten. Er hatte, wie er mir sagte, so steife Gelenke, dass er kaum mehr ein Glied rühren konnte. Seither hatte er zu jeder Mahlzeit zehn Teelöffel Obstessig in einem Glas Wasser getrunken. Schon am ersten Tag nach Beginn der Kur stellte er eine etwa zwanzigprozentige Besserung seiner Bewegungsfähigkeit fest. Am folgenden Tag ging es noch besser, am vierten Tag war bereits eine Besserung um fünfzig Prozent zu verspüren, am Ende des Monats eine solche von fünfundsiebzig Prozent. Abgesehen von der Steifheit, hatte der Mann auch Schmerzen in den Gelenken gehabt. Auch diese liessen in dem Masse nach, wie die Beweglichkeit zunahm. Schliesslich hörten die Schmerzen ganz auf, auch im Rücken, Hinterkopf und Nacken.

Ich interessierte mich nun sehr für den Einfluss von Obstessig auf den Kalzium-Stoffwechsel, speziell im Hinblick auf die bei Arthritis beobachteten Erfolge.

Infolge der grossen Marmorablagerungen unter dem Erdboden ist das Trinkwasser in meiner Vermonter Gegend, und zwar sowohl das Quell- als auch das aus dem Fluss herkommende Wasser, sehr reich an Kalziumoxyd. Es enthält so viel davon, dass man die Teekessel alle zwei Monate entkalken muss. Der grosse Boiler in dem Haus, in dem ich meine Praxis habe, setzt an seinen Innenwänden in fünf Jahren eine Kalkschicht von zweieinhalb Zentimeter Dicke an. Jedermann weiss – durch Irrtum und Erfahrung – dass man Kesselstein wegbringt, indem man in dem Kessel eine Lösung von einer Tasse Obstessig auf einen Liter Wasser kochen lässt. Durch den Kochprozess wird das Kalzium von der Lösung aufgenommen und beim Ausgiessen mit weggeschüttet. Manchmal muss das Kochen mehrmals wiederholt werden.

Ich liess mir auch von Installateuren erklären, was für Methoden sie anwenden, um Boiler zu entkalken. Wenn das Wasser nicht mehr schnell genug zum Kochen kommt, werden zwei Liter Obstessig zugegossen und dann zwei Tage lang darin behalten, worauf das mittlerweile aufgelöste Kalzium mit dem kochenden Wasser herausgelassen wird.

Aus alledem ist ersichtlich, dass Kalzium von säurehaltigen Lösungen aufgenommen wird. Nun wollte ich aber feststellen, unter was für Bedingungen Kalzium von einer Lösung ausgeschieden und in Form von Bodensatz abgelagert wird. Benetzt man Lackmuspapier mit ungekochtem Wasser, so ist die Reaktion neutral. Nach dem Kochen hingegen zeigt das Wasser eine entschieden alkalische Reaktion. Offenbar scheidet also Kalzium aus einer Lösung aus, wenn diese zu einer alkalischen Reaktion übergeht, und verbindet sich mit der Lösung, wenn die Reaktion sauer ist.

Bei uns in Vermont erleben wir jedes Jahr im Frühling, wenn der Ahornzucker zubereitet wird, ein anschauliches Beispiel für die Bildung eines Kalziumniederschlages in einem alkalischen Medium. Die Bäume werden im Frühling angezapft und der Saft gesammelt. Im «Zuckerhaus» wird er dann so lange gekocht, bis er eine sirupartige Konsistenz hat. Infolge der Marmorablagerungen im Erdboden hat der Ahornzuckersaft einen sehr grossen Gehalt an Kalzium in Form von apfelsaurem Salz. Wenn der Saft zu Sirup eingekocht wird, scheidet sich dieses als eine

Art Bodensatz ab, den wir «Ahornzuckersand» nennen. Um diesen Sand zu entfernen, wird der Sirup durch einen dicken Filzfilter gesiebt. Aber das, worauf es mir hier ankommt, ist die Tatsache, dass der Saft beim Kochen alkalisch genug wird, um das Kalzium abzulagern.

Ein in der Volksmedizin vielfach verwendetes Einreibemittel wird durch Auflösen von Eierschalen in Obstessig hergestellt. Man legt zu diesem Zweck die beiden Hälften einer Eierschale in ein kleines Konservenglas, giesst soviel Essig darüber, dass sie vollständig gedeckt sind, und schliesst den Deckel. Alsbald sieht man kleine Bläschen von den Eierschalen aufsteigen, und nach einer Weile ist ihre ganze Oberfläche mit solchen Bläschen verschiedener Grösse bedeckt. Nach ein bis zwei Tagen sind die Eierschalen verschwunden, nur ein dünnes Häutchen bleibt zurück. Das Kalzium der Eierschalen hat sich in der Säure des Obstessigs aufgelöst.

Diese fünf Beispiele habe ich angeführt, um zu zeigen, dass ausserhalb des lebendigen Körpers Kalzium sich in einem sauren Medium auflöst, von einem alkalischen hingegen als Niederschlag abgelagert wird. Welchen Beweis haben wir, dass nicht auch die Flüssigkeit von Blut und Lymphe zwischen den Zellwänden ihre alkalische Beschaffenheit steigern und somit zu einem Medium werden kann, das Kalzium niederschlägt und ablagert?

Aus medizinischen Lehrbüchern wissen wir, dass die Reaktion ausserzellularer Flüssigkeit immer auf der alkalischen Seite liegt. Blut stellt ein Viertel der ausserzellularen Flüssigkeit dar. Es hat normalerweise eine schwach alkalische Reaktion. Verstärkt sich diese über das Normale, so wird Kalzium niedergeschlagen und in den Geweben abgelagert.

Beim Durchlesen eines Berichtes der «Mayo-Clinic» vom 7. Juli 1937 stiess ich auf einen Artikel über «Zusammenstellung und Zubereitung einer kaliumarmen Diät» von Sr. Mary Victor, in dem es sich um die Einschränkung der Kaliumaufnahme bei der Addisonschen Krankheit handelte. Was mich interessierte, war aber vor allem eine darin aufgeführte Liste von Nahrungsmitteln mit hohem Kaliumgehalt.

Diese Liste enthielt die folgenden höchst aufschlussreichen Angaben: «Die Analyse der nach spezieller Vorschrift zubereiteten Gemüse wurde jeweils nach dem Kochen vorgenommen. Wenn diese Gemüse wie angegeben in einer reichlichen Menge Wasser gekocht werden, so vermindert sich der Kaliumgehalt bei Karotten, Kohlrabi, Zwiebeln, weissen Rüben, Pastinaken, Kartoffeln, Kohlrüben, Zucchetti, Kürbis und Spinat um 70 Prozent, bei Blumenkohl, Kohl, Erbsen, Spargeln, grünen Bohnen und Rosenkohl um 60 Prozent, bei Mais, roten Rüben (Randen) und Tomaten durchschnittlich um 50 Prozent.»

Verschiedene Experimente sowie auch der oben angeführte Bericht zeigen also, dass ein gewisses Quantum an Kalzium und Kalium verlorengeht, wenn das Medium von sauer zu alkalischer Reaktion hinüberwechselt. Es ist ferner erwiesen, dass Kalium den Kalziumverbrauch des Körpers reguliert. Wenn ein gebrochener Knochen nicht recht zusammenwachsen will, so kann man die Heilung dadurch fördern, dass zu jeder Mahlzeit eine Algentablette (Kelp) eingenommen wird. Algen sind, wie wir später noch ausführlicher besprechen werden, hervorragende Kaliumspender.

Wenn man während des Essens ein Glas Preiselbeer- oder Traubensaft trinkt, so wird man nach der Mahlzeit feststellen, dass die Urinreaktion sauer ist. Das Blut, das den ganzen Kreislauf durch den Körper in dreiundzwanzig Sekunden zurücklegt, ist jetzt mit Säure gespeist. Durch diese natürliche Säure und das Kalium, das sie enthält, wird jede eventuelle Ablagerung von Kalzium wieder aufgelöst. Wiederholt man dies Tag für Tag, so bleiben die Blutgefässe frei von Kalziumablagerungen.

Um die Beziehungen zwischen Kalium und Natrium zu verstehen, müssen wir wissen, dass die Flüssigkeit innerhalb der Körperzellen 50 Prozent, die des Blutes 5 Prozent und diejenige, die sich zwischen Blutgefässen und Zellen befindet, 15 Prozent des Körpergewichtes beträgt. 50 Prozent der Körperflüssigkeiten befinden sich innerhalb der Zellen. Sowohl Kalium als auch Natrium haben die Eigenschaft, Flüssigkeit anzuziehen. Innerhalb der Körperzellen besorgt dies das Kalium, ausserhalb derselben das Natrium. Zu unseren besten Kaliumspendern gehören Paprika, der häufig auf Salat gestreut wird, Honig, frische Gemüse, Früchte. Unser bester Natriumlieferant ist das gewöhnliche Tafelsalz (Kochsalz).

Kalium und Natrium führen einen ständigen Zweikampf um die Flüssigkeitsversorgung. Wenn das Natrium zu gewinnen scheint, findet eine Verlegung von Flüssigkeit aus dem Innern der Zellen nach aussen statt. Scheint das Kalium zu gewinnen, so verhält es sich umgekehrt. Erhöhte Aufnahme von Natrium in Form von Salz steigert den Verlust an Kalium im Innern der Zellen und somit überhaupt im Körper. Einen solchen Verlust kann sich jedoch niemand leisten, weil Kalium gerade das allerwichtigste Mineral für ein gutes Funktionieren des Nervensystems ist.

Jeder Mensch, der den Wunsch hat, soviel wie möglich aus seinem Leben zu machen, muss lernen, das rechte Gleichgewicht zwischen Kalium und Natrium zu halten. Schliesslich besteht sein Körper zum Teil aus Mineralien, und dessen sollte er sich bewusst sein. Je nachdem, wie er sich jeweils tagsüber fühlt, kann er daraus lernen, welche Mineralien er braucht, um das Gleichgewicht wieder herzustellen und – falls er sie verloren hat – seine körperliche Schwungkraft zurückzugewinnen.

IX Honig als Bakterientöter

Honig als Kindernahrung – Bettnässen – Ein gesundes Schlafmittel – Ein altmodisches, aber bewährtes Hustenmittel – Muskelkrämpfe – Verbrennungen – Honig und sportliche Leistungen – Erkrankungen der Atemwege – Verstopfte Nase – Stirnhöhlenkatarrh – Heuschnupfen

Die meisten Dinge, die wir im Leben tun, beruhen auf Gewohnheit. Selbst unser Essen ist weitgehend Gewohnheitssache. Wir haben eine eingewurzelte Hochachtung vor der Weisheit der Biene, die sich auf Feldern und Wiesen aussucht, was sie zur Herstellung eines wahrhaft vollkommenen Nahrungsmittels benötigt. Für die Biene gibt es keine neuen Moden. Ein unbeirrbarer Instinkt sagt ihr, welche Blüten sie aufsuchen muss, um den rechten Nektar zu erhalten. Genügt die eine ihren Ansprüchen nicht, so fliegt sie weiter zur nächsten.

Honig vermag jede Lücke in unserer Ernährung auszufüllen. Wer um den Nährwert des Honigs weiss, wird vermutlich mehr davon essen, als einer, dem dieses Wissen abgeht. Und ein Arzt, der erkannt hat, was Honig im menschlichen Körper vollbringen kann, wird ihn wahrscheinlich verschreiben, wo immer die Ernährungsweise eines Patienten einer Verbesserung bedarf.

Es ist keine leere Theorie, sondern praktisch erwiesen, dass Bakterien nicht gedeihen, wo Honig ist. Denn Honig ist ein hervorragender Kaliumspender, und Kalium entzieht den Bakterien die Feuchtigkeit, die sie haben müssen, um zu gedeihen.

Ein Bakteriologe am «Colorado Agricultural College», Dr. W. G. Sackett, der dies nicht recht glauben wollte, beschloss, eine Probe zu machen. Er tat verschiedene Krankheitserreger auf einen Boden aus reinem Honig und wartete ab, was nun geschehen würde. Die Ergebnisse versetzten ihn in Erstaunen. Im Laufe von wenigen Stunden, allerhöchstens von ein paar Tagen, gingen sämtliche Krankheitsbakterien ein. Typhusbazillen starben innerhalb von achtundvierzig Stunden. Ähnliche Bakterien – man nennt sie A und B typhosus – schon nach vierundzwanzig, eine weitere Art, die in Darmexkrementen sowie in Wasser gefunden wird, bereits nach fünf Stunden. Bakterien, die Lungenentzündungen hervorrufen, waren am vierten Tage tot. Ebenso erging es den Erregern anderer Krankheiten, wie Bauch- und Rippenfellentzündungen, eitriger Abszesse usw. Ruhrbakterien wurden innert zehn Stunden vernichtet. All dies ist im Bulletin Nr. 252 nachzulesen, das von der Versuchsstation, in der Dr. Sackett arbeitete, herausgegeben wurde. Im übrigen war Dr. Sackett nicht der einzige, der diese Experimente machte. Die gleichen Versuche wurden von Dr. A.P. Sturtevant, Bakteriologe am «Bureau of Entomology», Washington, D.C., ferner von A.G. Lockhead, «Division of Bacteriology» in Ottawa, Kanada, sowie von vielen anderen vorgenommen und ergänzt.

Schon die Höhlenmenschen der Vorzeit kannten den Honig. Irgendeiner fand wohl ein Bienennest, kostete wissbegierig von der goldenen Flüssigkeit, die es barg; sie mundete ihm köstlich, und so brachte er seiner Familie etwas davon mit. Und da alle sich hell begeistert zeigten, ging er fortan fleissig auf die Suche nach solchen Nestern, in denen die Bienen ihren Honig verwahrten, und sammelte ihn ein.

Jahrtausendelang war der Honig, den die Bienen aus dem Nektar der Blüten herstellen, das einzige reine Süss, das den Menschen zur Verfügung stand. Erst seit jüngerer Zeit gibt es mancherlei Ersatz dafür in Form von verarbeitetem Zucker, der mehr und mehr anstelle von Honig genommen wird. Aber Honig ist und bleibt doch das eine lebensspendende Süss, dem kein anderes gleichkommt.

Im Hinblick auf die Erfordernisse des Körpers, der Mineralien braucht, um gesund zu bleiben, wollen wir einmal den Honig auf seinen Mineraliengehalt prüfen. Dies ist um so wichtiger, als vielen von uns erst seit kurzem klar zu werden beginnt, dass unsere durchschnittliche Verpflegung an eben diesen Mineralien durchaus zu wünschen übriglässt. Wir haben uns viel zu sehr an Lebensmittel gewöhnt, die durch gewisse Verarbeitungsprozesse ihres Mineraliengehaltes beraubt und darum entwertet sind, wenn wir sie bekommen. Aus diesem Grunde müssen wir wissen, an welchen Mineralien es in unserer täglichen Kost fehlt und wie diesem Mangel abzuhelfen ist.

Eisen, Kupfer, Mangan, Kieselerde, Chlor, Kalzium, Kalium, Natrium, Phosphor, Aluminium und Magnesium sind sämtlich im Honig enthalten. Sie alle stammen aus dem Boden, dem die Pflanzen entwachsen, und gelangen durch diese in den Nektar, die Grundsubstanz, aus der die Bienen den Honig machen. Daher ändert auch der Mineraliengehalt des Honigs je nach der Beschaffenheit des Erdbodens, in dem diese Entwicklung ihren Anfang nimmt.

In früheren Jahren schenkten die Nahrungsmittelsachverständigen den Mineralien des Honigs geringe Aufmerksamkeit, weil sie ihnen mengenmässig zu unbedeutend schienen. Heute weiss man aber, dass der menschliche Körper von vielen dieser Stoffe nur sehr kleine Mengen benötigt, um sein mineralisches Gleichgewicht zu erhalten. Honig enthält sie ungefähr in der den körperlichen Bedürfnissen entsprechenden Verteilung.

Prof. H.A. Schuette von der Chemiefakultät der Universität Wisconsin äussert sich darüber folgendermassen:

«Die wichtigen Mineralien Kupfer, Eisen und Mangan scheinen in dunklem Honig in grösserer Menge vorzukommen als in hellerem. Vom Standpunkt der Ernährung ist Eisen wichtig wegen seines Zusammenhangs mit dem Blutfarbstoff, dem Hämoglobin. Hämoglobin wird durch unsere Nahrung gebildet und besitzt gewisse Kräfte, da es den Körpergeweben den unentbehrlichen Sauerstoff zuträgt. Ohne seinen Gehalt an Eisen hätte das Hämoglobin nicht die Fähigkeit, Sauerstoff zu führen.

Kupfer scheint die therapeutischen Kräfte des Eisens freizumachen, indem es den Hämoglobingehalt des Blutes bei an Anämie leidenden Patienten wiederherstellt. Mit anderen Worten, Kupfer fördert die Aktion des Eisens.

Wir kennen noch nicht genau alle Vorteile, die der Gehalt an Mangan in der Ernährung bietet, wissen aber doch genug darüber, um es als wertvollen Zusatz zu schätzen. Einige Kollegen sind der Ansicht, dass es mehr oder weniger im Austausch mit Kupfer wirkt oder in Ergänzung zu diesem, indem es zur Bildung von Hämoglobin beiträgt. Andere wiederum vertreten die Meinung, dass Eisen in dieser seiner Aufgabe der Hämoglobinbildung nur vom Kupfer unterstützt wird. Trotzdem stehen sie auf Grund anderer Zusammenhänge auf dem Standpunkt, dass das Mangan in der Ernährung eine ganz besondere, eigene Funktion hat.»

Wie steht es mit dem Vitamingehalt des Honigs? Dass er gross ist, darf man bei einem so hervorragenden Naturprodukt voraussetzen. Der Blütenstaub vieler Pflanzen hat einen höheren Gehalt an Vitamin C als die meisten Früchte und Gemüse. Honig enthält Blütenstaub. Je mehr er von diesem enthält, um so grösser ist sein Vitamin-C-Gehalt.

Dabei ist eine wichtige Tatsache hervorzuheben, die zunächst überraschen mag: dass sich nämlich die Vitamine im Honig vorzüglich halten. Bei Gemüsen und Früchten ist dies nicht in gleichem Masse der Fall. Spinat büsst beispielsweise innerhalb von vierundzwanzig Stunden nach dem Pflücken 50% seines Vitamin-C-Gehaltes ein. Auch Früchte verlieren durch das Lagern erheblich an Vitaminen. Gleich den meisten stark zukkerhaltigen Lebensmitteln ist Honig arm an Thiamin (Aneurin), hat aber ziemlich viel Lactoflavin und Nicotinsäure. Wie dem auch sei, jedenfalls enthält er sämtliche Vitamine, die von Ernährungsfachleuten als für die Gesundheit erforderlich angesehen werden.

Während Rohrzucker und Stärke im Magen-Darm-Trakt einen Verwandlungsprozess durchmachen, das heisst durch Enzyme in einfachen Zucker umgewandelt werden müssen, ist dies beim Honig nicht nötig, da die Biene ihn bereits durch die Sekretion ihrer Speicheldrüsen in die einfachen Zucker Lävulose und Dextrose umgewandelt hat. So erspart die Verdauung des Honigs seitens der Biene dem Magen zusätzliche Arbeit. Dieser Umstand ist ziemlich belanglos für den gesunden Menschen, der imstande ist, Zucker selber zu verdauen, sehr wichtig hingegen bei Patienten mit schwacher Verdauung oder solchen, denen es an den beiden Enzymen *Invertase* und *Amylase* fehlt, die den Umwandlungsprozess fördern.

Abgesehen davon, dass Honig wegen seines Wohlgeschmackes stets eine willkommene Bereicherung des Speisezettels darstellt, ist er dank seinem reichen Gehalt an aufbauwichtigen Stoffen ein wertvolles Nahrungsmittel. Als rascher Energiespender wird er mit Vorliebe zum Frühstück genossen, weil er in kurzer Zeit Kräfte freisetzt, die der Mensch braucht, um sein Tagewerk frisch zu beginnen.

Wir wollen einmal die Vorzüge aufzählen, die ihn vor anderen Zuckerarten auszeichnen:

1. Er übt keine Reizungen auf die inneren Wände der Verdauungsorgane aus.
2. Er wird leicht und rasch assimiliert.
3. Er spendet sehr schnell die gewünschte Energie.
4. Er ermöglicht es Sportlern, Turnern und anderen, die einen starken Kräfteverbrauch haben, sich in kurzer Zeit von den Anstrengungen zu erholen.
5. Er wird von den Nieren unter allen Zuckerarten am besten verarbeitet.
6. Er hat eine natürliche, milde abführende Wirkung.
7. Er wirkt beruhigend auf den Körper.
8. Er ist leicht zu beschaffen.

Für mich freilich liegt der höchste seiner Vorzüge in seinem medizinischen Wert. Als Arzt musste ich natürlich ein Mittel schätzen lernen, das mich auf Grund von Studien und Erfahrungen davon überzeugte, dass es buchstäblich ein Lebenselixier von der Wiege bis zur Bahre ist.

Wo sonst könnte ich wohl ein zusätzliches Nahrungsmittel finden, das bei regelmässigem Genuss auf Menschen des leicht erregbaren, nervösen Rennpferdtyps so sanft beruhigend wirkt und dem Körper nie schadet, sondern nur gut tut? Wo etwas so lecker Süsses, das den nächtlichen Schlaf fördert?

Honig ist wohltuend für den Magen. Er hilft gegen quälenden Husten. Er wirkt schmerzstillend bei Arthritis.

Ich erinnere mich noch gut an das glückstrahlende Gesicht jener Lehrerin, die mir erzählte, wie der dauernde Gebrauch von Honig sie von ihrer Arthritis geheilt hatte. Sie hatte lange

Zeit grosse Schmerzen gelitten und sich schliesslich schon dazu durchgerungen, sie mit einem gewissen Gleichmut zu ertragen. Dann wurde sie an eine Schule in einem anderen Landkreis versetzt und zog dort zu einer Farmerfamilie. Diese Leute benutzten fast ausschliesslich Honig zum Süssen der Speisen. Ein Jahr nach Beginn ihres dortigen Aufenthaltes war die Lehrerin von ihrer Arthritis befreit. Dies konnte nur dem Honig zuzuschreiben sein, der bei ihr einem Kaliummangel abgeholfen hatte.

Honig macht auch aus mancherlei Gründen das Altwerden leichter. Es betrübt mich stets, wenn Leute mir sagen, dass sie keinen Honig essen, weil er mehr kostet als weisser Zucker. Ich versuche ihnen dann klar zu machen, dass auch Gesundheit nicht umsonst zu haben ist. Sie muss verdient, erkauft werden. Auf lange Sicht hat man entweder den Lebensmittelhändler oder den Apotheker zu bezahlen. Wenn einer krank wird, muss er das Geld, das er am Essen eingespart hat, für Arzneien ausgeben, um seine Gesundheit wieder zu erlangen. Kauft er von vornherein rechte Nahrungsmittel ein, wie zum Beispiel Honig eines ist, so kann er auf nutzbringendere Art sparen.

Honig als Kindernahrung

Es steht selbstverständlich fest, dass die normale und beste Nahrung für Säuglinge Muttermilch ist. Diese natürliche Nahrungsquelle erweist sich jedoch oft als unzulänglich, sowohl an Qualität wie Quantität, besonders wenn das Kind grösser wird. Dann muss zur Ergänzung oder überhaupt anstelle der Muttermilch Kuhmilch gegeben werden. Um diese den Bedürfnissen des Babys anzupassen, verwendet man verschiedene Zuckerzusätze, im allgemeinen *Glukose* und *Dextrimaltose*. Einige neuere Versuche haben nun gezeigt, dass Honig zwar teurer ist als Glukose, aber immer noch bedeutend billiger als Dextrimaltose und für den genannten Zweck besser als die eine wie die andere.

In unseren Tagen scheinen ohnehin viele Mütter ausserstande zu sein, ihre Säuglinge so zu nähren, wie die Natur es vorsieht.

So muss also der Arzt die Verantwortung für eine den Bedürfnissen des Kleinkindes angemessene Ernährung tragen. Manche Kinder sind sehr empfindlich und verlangen eine äusserst vorsichtige Behandlung. Einige sind allergisch gegen gewisse Nahrungsmittel, während andere, robustere, alles zu vertragen scheinen. Diese sehr grosse Unterschiedlichkeit bietet Probleme, die mitunter recht schwer zu lösen sind.

Wenn man von Muttermilch absieht, so ist die Grundlage für jede Säuglingsnahrung speziell behandelte und gesüsste Kuhmilch. Gerade das Süssen bildet oft die Hauptschwierigkeit. Am häufigsten wird dazu Kornsirup genommen, aber viele Säuglinge vertragen ihn nicht. Es zeigt sich von Tag zu Tag deutlicher, dass ein natürlicher Zucker jedem künstlich verarbeiteten vorzuziehen ist.

Honig steht unter den natürlichen Zuckern an erster Stelle. Die meisten Säuglinge vertragen ihn gut. Abgesehen davon, dass er süss ist, liefert er Mineralien, welche die in der Milch vorhandenen ergänzen, sowie ein kleines Quantum Protein. Zudem wirkt er antiseptisch und milde abführend. Und schliesslich schmeckt er angenehm. Die Hauptsache ist selbstverständlich, dass er das kleine Kind mit der richtigen Mischung aller Mineralien versorgt, die es für seinen wachsenden Körper braucht.

Meine eigenen Studien über Honig in Verbindung mit Säuglingsnahrung fand ich bestätigt in den Werken von Dr. M.H. Haycak und Dr. M.C. Tanquary von der Universität Minnesota sowie von Dr. Schulz und Dr. Knott von der kinderärztlichen Abteilung der Universität Chicago. Der nachstehende Abschnitt ist dem Werk von Schulz und Knott entnommen:

«Bei Studien über den Wert verschiedener Kohlehydrate in der Kinderernährung verwendeten wir Honig sowie andere Zuckerarten. Um die Wirkungsweise der verschiedenen Zuckerarten zu erproben, wurden Versuche mit zwei Kindergruppen angestellt: mit vier Kindern im Alter von 7 bis 13 Jahren und mit neun 2 bis 6 Monate alten Säuglingen. Wir gaben den Kindern Zuckerlösungen ein und nahmen dann Blutproben, um den

Zuckergehalt des Blutes erst fünfzehn Minuten, dann dreissig, sechzig, neunzig und hundertzwanzig Minuten nach dem Essen festzustellen. Wenn Zucker durch den Darm absorbiert wird, gelangt er in die Blutbahn und wird der Leber zugetragen, um Glykogen zu bilden. Werden mehr Kohlehydrate eingenommen, als die Leber an Glykogen aufzuspeichern vermag, so wird der Überschuss in den Geweben in Fett umgewandelt und als solches aufgespeichert.

Sehr interessante Resultate gab Honig. In den ersten fünfzehn Minuten wurde er von allen erprobten Zuckerarten, Glukose ausgenommen, am schnellsten absorbiert. Er durchschwemmte den Blutstrom nicht mit einem Übermass an Zucker. Diese Aufnahme von Honig ist namentlich der Kombination von Dextrose und Lävulose zuzuschreiben, die beide leicht absorbiert werden. Honig wird wegen seines Dextrosegehaltes vom Körper schnell aufgenommen, während die Lävulose, die etwas langsamer absorbiert wird, imstande ist, den Blutzucker zu halten.

Honig hat gegenüber Zuckerarten mit höherem Dextrosegehalt den Vorteil, dass er den Stand des Blutzuckers nicht mehr erhöht, als dem Körper zuträglich ist.

Da er überall unschwer zu beschaffen, wohlschmeckend und leicht verdaulich ist, scheint Honig ein Kohlehydrat darzustellen, das in der Kinderernährung eine weit grössere Verbreitung finden sollte.» («Use of Honey as Carbohydrate in Infant Feeding» von F.W. Schultz und E.M. Knott, «Journal of Pediatrics». St. Louis, Mo., Oktober 1938. 13/465–473.)

Auf Grund dieser Feststellungen begannen dann Dr. Schultz und Dr. Knott die Möglichkeiten der Verwendung von Honig zum Süssen von Säuglingsnahrung zu studieren. Die einleitenden Sätze ihres Berichtes über diese Arbeit sind wert, hier besonders angeführt zu werden:

«Obwohl Honig schon in den ältesten Zeiten, von denen wir Kunde haben, als Nahrungsmittel bekannt war, scheint er für die Menschen mit zunehmender Zivilisation an Bedeutung verloren zu haben. Angesichts der Tatsache, dass Honig ein gebrauchsfertiges Produkt ist, welches keinerlei künstliche Behandlung erfahren hat, und dass er sich aus zwei der dem Körper zuträglichsten Zuckerarten zusammensetzt, ist es merkwürdig, dass er keine grössere Verwendung findet, besonders in der Kinder- und Säuglingsernährung.»

Zur zweckmässigen Ausnützung aller Vorzüge des Honigs in der Säuglingsernährung rechnet man zwei Teelöffel auf zwei bis zweieinhalb Deziliter Nahrungsmenge. Bei Verstopfung ist die Dosis um einen halben Teelöffel zu erhöhen, bei Durchfall hingegen ein halber Teelöffel weniger zu geben.

Säuglinge, die mit Honig ernährt werden, leiden selten an Koliken. Die rasche Absorption des Honigs verhindert die Entstehung von Gärungen.

Ich habe einige Beispiele von Fällen zusammengestellt, bei denen sich eine Behandlung mit Honig erfolgreich erwiesen hat.

Bettnässen

Manch einer mag sich wundern, dass die Volksmedizin Honig für ein vorzügliches Mittel gegen das Bettnässen hält. Wenn Kinder, die mehr als drei Jahre zählen, fortfahren, nachts ihr Bett zu nässen, so wird dies zu einem Problem. Dabei ist es eine der häufigsten Störungen bei Kindern, gleichermassen lästig für diese selbst wie für die ganze Familie.

Lange Zeit lautete die Antwort der Ärzte auf die Frage, was gegen das leidige Bettnässen zu tun sei, dahin, dass es mit der Zeit sowieso vergehen würde. Ein bestimmtes Mittel dagegen kannten sie offenbar nicht.

Bettnässer zeigen klar erkennbare Symptome. Zumeist pflegen solche Kinder tagsüber häufig Urin zu entleeren. Oft gehören sie dem Rennpferdtypus an, sind leicht erregbar. Normalerweise erlangen Kinder die Kontrolle über ihre Blase noch ehe sie zwei Jahre alt sind und vermögen ein paar Monate später auch schon nachts trocken zu bleiben. Das Bettnässen, das für gewöhnlich ein- bis zweimal während der Nacht passiert, kann zwar auftreten, nachdem das Kind bereits trocken war, entwickelt sich aber in der Regel sozusagen unmerklich, indem die dem Kleinkind eigene mangelhafte Beherrschung der Blasenfunktion einfach weiterhin bestehen bleibt.

Manche Kinder nässen ihr Bett schon im Laufe der ersten Stunde nach dem Schlafengehen, andere erst in den frühen Morgenstunden. Einige erwachen davon, andere schlafen ungestört weiter. Am Morgen haben sie zumeist keine klare Erinnerung, wann und wie es geschehen ist. Sehr oft aber haben sie kurz vor dem Nässen oder während es geschieht sehr lebhafte Träume, die damit zusammenhängen; das heisst, der Drang der gefüllten Blase weckt sie nicht, veranlasst sie jedoch beispielsweise zu träumen, dass sie sich auf der Toilette befinden und dergleichen. Diese Träume können so wirklichkeitsgetreu sein, dass die Kinder nach dem Erwachen darauf bestehen, sie seien auf die Toilette gegangen.

Bettnässer sind fast immer nervöse Kinder. Oft knabbern sie an den Fingernägeln, neigen zu Wutanfällen oder sind Daumenlutscher und halten an ihrer Babysprache fest.

Die Volksmedizin wendet zweierlei Methoden zur Verhütung des Bettnässens an: die vorbeugende und die heilende. Manchmal ist die vorbeugende allein schon erfolgreich genug. Sie besteht in einer regelmässigen Gewöhnung und sollte schon beim einjährigen Kinde begonnen werden. Zu ganz bestimmten Zeiten – nach dem Erwachen, nach jeder Mahlzeit, zuerst alle drei Stunden, später, wenn Fassungsvermögen und Beherrschung der Blase zunehmen, in längeren Abständen – wird das Kind auf sein Töpfchen gesetzt und zum Urinieren angeregt. Im Alter von zwei Jahren sind die meisten Kinder so weit, dass sie es melden, wenn sie ein kleines Wünschchen haben.

Bei der heilenden Methode brauchen wir ein Mittel, das die Eigenschaft, Wasser anzuziehen und einzubehalten mit einer beruhigenden Wirkung auf den Körper des Kindes verbindet. Es muss völlig harmlos sein, sich also für eine längere Dauerbehandlung eignen, ganz gleich, ob diese fortlaufend oder nur von Zeit zu Zeit und je nach der Notwendigkeit zur Anwendung kommt. Vor allem aber muss es vom Kinde gern genommen werden. Die Volksmedizin hat erkannt, dass Honig all diesen Anforderungen entspricht.

Honig vermag Feuchtigkeit aus der Luft zu ziehen und zu kondensieren. Seine Lävulose besitzt die dem Zucker eigene Fähigkeit, Feuchtigkeit aufzusaugen. An Backwerk, das mit Honig hergestellt ist, lässt sich dies leicht beobachten: es trocknet nicht aus und bleibt unbegrenzt frisch und wohlschmeckend. Sollen dem Honig diese Eigenschaften voll erhalten bleiben, so darf man ihn weder im Kühlschrank noch im Keller aufbewahren, sondern am besten an einem trockenen, nicht zu warmen Ort und in einem fest verschlossenen Gefäss. Dank seinen Eigenschaften zieht er die Flüssigkeit im Körper des Kindes an und behält sie ein, wodurch das Bettnässen verhütet wird.

Nehmen wir an, dein Kind pflege nachts sein Bett zu nässen. Was für Massnahmen empfiehlt dir dann die Volksmedizin?

Gib dem Kind vor dem Schlafengehen einen Teelöffel Honig. Dieser wirkt auf zweifache Art: einmal beruhigt er das Nervensystem, zum andern zieht er, wie gesagt, Flüssigkeit an und behält sie während der Dauer des Schlafes ein. Auf diese Weise schont er die Nieren.

Mit der Zeit wirst du aus Erfahrung lernen, wann du zum Honig greifen musst. Du wirst wissen, unter welchen Bedingungen das Kind zum Bettnässen neigt. Wenn es beispielsweise bei einer Kindergesellschaft war, wo aufregende Spiele getrieben und erfrischende Getränke gereicht wurden, ist es angezeigt, ihm vor dem Zubettgehen einen Teelöffel Honig einzugeben. Auch wenn es viel getrunken hat, besonders am späteren Nachmittag, musst du damit rechnen, dass nachts etwas passieren könnte, sofern seine Nerven und Nieren nicht geschützt sind.

Ist der Missstand mit Hilfe des allabendlichen Löffels Honig behoben, so versuche einmal, diesen wegzulassen, um zu sehen, wie weit sich die Beherrschung der Blasenfunktion normalisiert hat. Du wirst bald erkennen, wann nachts wieder etwas passieren könnte und wann nichts zu befürchten ist. Im letzteren Falle kannst du zunächst die Dosis Honig herabsetzen und später ganz damit aufhören. Halte aber stets etwas Honig bereit, damit du ihn, wenn einmal eine «unsichere» Nacht zu gewärtigen ist, zur Hand hast. Jedenfalls ist es eine grosse Erleichterung für die Nerven aller, die es angeht, dass so ein einfaches Mittel wie ein bisschen Honig einem alten Übel ein Ende zu bereiten vermag.

Ein gesundes Schlafmittel

Ein altes und nach Ansicht vieler Leute bewährtes Mittel, rasch einzuschlafen, besteht darin, dass man die Augen schliesst und sich eine grosse schwarze Wandtafel vorstellt. Auf diese Tafel malt man nun im Geiste mit einem breiten, in weisse Farbe getauchten Pinsel gross und deutlich die Zahl 3. Dies muss sehr langsam und sorgfältig ausgeführt werden, und wenn die eine Zahl fertig ist, so wird nochmals die gleiche gemalt und so fort. Die meisten Leute schlafen bereits, ehe die dritte Zahl vollendet ist. Nach einer anderen Methode soll man mit konzentrierter Aufmerksamkeit nach und nach alle Gelenke entspannen, zuerst die der Finger, eines nach dem andern, dann die Handgelenke, die Arme und weiter den ganzen Körper. Manche Leute schwören darauf.

Für die Volksmedizin ist das beste aller Schlafmittel Honig. Menschen, die schwer Schlaf finden oder nachts häufig aufwachen und nicht wieder einschlafen können, sollten Honig nehmen. Wer täglich zum Nachtessen einen Teelöffel Honig nimmt, wird bald bemerken, dass er sich abends geradezu aufs Schlafengehen freut; ja es mag ihm sogar mit der Zeit schwerfallen, das Gefühl von Schläfrigkeit zu überwinden, wenn er aus gesellschaftlichen Gründen länger aufbleiben muss als sonst. Und am andern Morgen stellt er fest, er müsse, kaum dass er sich hingelegt hatte, auch schon eingeschlafen sein.

Freilich geht das nicht bei jedermann so leicht. Genügt ein Teelöffel Honig nicht, um tiefen, festen Schlaf zu bewirken, oder hat sich im Laufe des Nachmittags etwas ereignet, was einen allzu munter hält, so folge man den diesbezüglichen Ausführungen im achten Kapitel dieses Buches.

Ein altmodisches, aber bewährtes Hustenmittel

Wenn du von Husten geplagt bist, so gebrauche das folgende Mittel der Volksmedizin, das hierzuland schon seit Generationen angewendet wird und heute genauso gut wirkt wie ehedem.

Lasse eine Zitrone zehn Minuten lang bei kleiner Hitze kochen. Die ganze Zitrone einschliesslich der Schale wird dadurch weicher, so dass mehr Saft herauskommt. Teile sie in zwei Hälften und drücke den Saft mit einer Zitronenpresse aus. Giesse diesen Saft in ein gewöhnliches Trinkglas. Füge zwei Esslöffel Glyzerin hinzu (dies entspricht etwa knapp 30 Gramm). Verrühre Zitronensaft und Glyzerin gut miteinander und fülle dann das Glas bis obenhin mit Honig.

Bei Zitronensaft fällt mir die Bemerkung eines Farmers ein, dem ich das Mittel gegen Husten empfohlen hatte. Als er mir erzählte, wie gut es ihm getan habe, fügte er lachend hinzu: «Wissen Sie, Zitronen hatten wir gar nicht im Hause. Da habe ich Obstessig genommen. Ist genauso gut.»

Die Dosis des Hustensirups richtet sich nach dem jeweiligen Bedarf. Bei Hustenanfällen am Tage ist ein Teelöffel voll davon zu nehmen. Vor Gebrauch jedesmal umrühren! Wird man nachts des öfteren von Hustenreiz geweckt, so empfiehlt es sich, vor dem Schlafengehen einen Teelöffel Sirup einzunehmen und einen weiteren während der Nacht. Bei sehr heftigem Husten sollte morgens beim Aufstehen, dann im Laufe des Vormittags sowie nach dem Mittagessen, im Laufe des Nachmittags, nach dem Abendessen und vor dem Schlafengehen je ein Teelöffel Sirup genommen werden; sobald eine Besserung eintritt, seltener. Dieser Hustensirup ist aus mehrfachen Gründen der beste, den ich kenne. Er greift den Magen nicht an, was viele andere Mittel dieser Art tun. Er kann von Kindern ebenso genommen werden wie von Erwachsenen. Er lindert selbst da den Husten, wo jeder andere Sirup versagt.

Muskelkrämpfe

Es kommt vor, dass man von einem störenden Zucken der Augenlider oder der Mundwinkel belästigt wird. Dies lässt sich leicht wegbringen, wenn man zu jeder Mahlzeit zwei Teelöffel Honig nimmt. Zumeist ist man dann diese Zuckungen schon nach einer Woche los.

Die zeitweilig auftretenden Muskelkrämpfe, vor allem in Beinen und Füssen, befallen einen vornehmlich in der Nacht. Auch sie verschwinden im allgemeinen, wenn man zu jeder Mahlzeit zwei Teelöffel Honig nimmt, schon nach einer Woche. Doch sollte man die Honigkur unbegrenzt fortsetzen, um Rückfälle zu verhüten.

Verbrennungen

Die Volksmedizin verwendet seit langem Honig bei Hautverbrennungen. Auf die verbrannte Stelle aufgetragen, lindert er die qualvollen Schmerzen, verhütet Blasenbildung und beschleunigt die Heilung.

Honig und sportliche Leistungen

Ein im Oktober 1955 in der Zeitschrift «American Bee Journal» erschienener Artikel von Lloyd Percival («Sports College», Kanada) legt sehr gut dar, was naturverbundene Menschen aus Erfahrung über den Wert des Honigs wissen. Angesichts der wichtigen Rolle, die Sport und Athletik heute an Schulen und Hochschulen spielen, und des ständigen Bemühens der Verantwortlichen, neue Wege zur Steigerung der Leistungsfähigkeit und Ausdauer ihrer Mannschaften zu finden, möchte ich diesem Kapitel einen längeren Ausschnitt aus dem genannten Artikel einfügen.

«Seit 1951 wurden an unserem ‚Sports College' regelmässig Tests zur Feststellung des Wertes von Honig in der Ernährung

Sporttreibender durchgeführt. Wir hatten zwar Honig auch früher schon als kraftspendendes Nahrungsmittel geschätzt, doch keinerlei Versuche zum Zwecke genauer Sachkenntnis vorgenommen. Wie es häufig zu gehen pflegt, hatten wir es als selbstverständlich hingenommen, dass Honig eine gesunde und allgemein beliebte Nahrung ist. Als dann aber die systematische Forschung nach den besten Grundlagen zur Festigung der Leistungsfähigkeit, nach einer idealen Verpflegung zur besonderen Stärkung vor sportlichen Leistungen und zur raschen Erholung danach, zu einem wichtigen Teil unserer Gesamtaufgabe wurde, interessierte es uns, herauszufinden, welche Nahrungsmittel und Getränke für diese Zwecke die geeignetsten sind.

Eine Frage, die uns vor allem beschäftigte, war die: Welches Nahrungsmittel ist der ideale Energiespender? Es galt also, ausfindig zu machen, welche Nahrungsmittel oder welche Kombinationen von solchen in kürzester Zeit am meisten Energie liefern, ohne die Verdauungsorgane anzugreifen oder sonstige schädliche Nebenwirkungen zu haben. Um uns hierüber Klarheit zu verschaffen, nahmen wir eine Reihe von Beobachtungen und Tests vor.

Wir sammelten auch Informationen anderer Sportfachleute über ihre Erfahrungen in bezug auf Nahrungsmittel und Getränke bei sportlicher Ausbildung, Training usw. Als Ergebnis all dieser Tests und Untersuchungen haben wir nun eine Punktbewertung (von 1 bis 10) gebräuchlicher, kräftigender Nahrungsmittel und Getränke aufgestellt. Danach zählt: Honig = 9; Glukose = 7 ½; Kornsirup = 7; brauner Zucker = 6; weisser Zucker = 4 ½. Bei dieser Bewertung zogen wir die folgenden Faktoren in Betracht: 1. Messbare Reaktion; 2. Verdaulichkeit; 3. Chemische Reaktion (Säure usw.); 4. Allgemeine Bekömmlichkeit für den betreffenden Sportler; 5. Kaloriengehalt pro Ration; 6. Wohlgeschmack; 7. Vielseitigkeit; 8. Kosten; 9. Grundbestandteile.

Eine Analyse dieses Ergebnisses zeigt, dass: 1. Honig, soweit es sich ermessen lässt, auf ideale Weise alle erforderliche Energie spendet, die der Sporttreibende zur Vorbereitung auf eine

Leistung, zur Ausdauer während derselben und zur raschen Erholung nach der Anstrengung braucht. 2. Dank dem hohen Kaloriengehalt des Honigs ist die erforderliche Menge relativ klein. 3. Wegen seines angenehmen Geschmacks ist Honig bei Sportbeflissenen beliebt (weitaus am beliebtesten). 4. Vom Honig kann durchschnittlich mehr vertragen werden als von irgendeinem der anderen bei den Tests benützten Nahrungsmittel und Getränke. 5. Die vielseitigen Verwendungsmöglichkeiten des Honigs, auch in Verbindung mit anderen Speisen, tragen zu seiner Beliebtheit bei. 6. Honig ist ein reines, von Bakterien und Reizstoffen offenbar freies Nahrungsmittel.

Aus diesem Grunde empfehlen wir Honig: 1. Zu allen vor einer sportlichen Leistung eingenommenen Mahlzeiten. 2. Ebenso nach vollbrachter Leistung. 3. Als Zwischenverpflegung während der Leistung. 4. Als Teil der täglichen Verpflegung, insbesondere zum Frühstück, da er die tagsüber erforderlichen Energien ergänzt. 5. Zum Süssen von Speisen und als Aufstrich. 6. In Verbindung mit Kompott, Joghurt, Puddings und anderen Süssspeisen. 7. Zum Süssen von Backwerk und dergleichen. 8. Zur Herstellung von Konfekt. 9. Ganz allgemein anstelle anderer gebräuchlicher Zuckersorten.

Ausdauer: Das durchschnittliche Leistungsniveau war höher, wenn die Teilnehmer an den Ausdauerprüfungen dreissig Minuten vor Beginn zwei Esslöffel Honig gegessen hatten. Wurde die Verabreichung von Honig eingestellt, so zeigte sich ein entschiedenes Absinken des Niveaus. Dies erwies sich zum Beispiel deutlich bei wiederholtem 50-Meter-Lauf mit jeweiligen Ruhepausen von fünf Minuten, bei Langstreckenlauf (eine Meile = 1609 m in sechs Minuten), bei wiederholtem 100-Meter-Schwimmen mit Ruhepausen von zehn Minuten. Wurde nach Ablauf der Hälfte der Übungen nochmals Honig gegeben, so stieg auch das Leistungsniveau wieder.

Erholung: Wenn nach grossen sportlichen Anstrengungen Honig verabreicht wurde, erholten sich die Beteiligten rascher und konnten um so eher wieder an die Arbeit gehen. Auf Grund dieser Erfahrungen ist vor allem Sporttreibenden, die nach anstrengendem Training oder Wettspielen wieder ihren Berufsstudien nachgehen müssen, Honig dringend zu empfehlen. Nach unseren Beobachtungen sind Studenten, die Honig nehmen, besser imstande zu lernen, da er die verausgabten Kräfte wieder ersetzt.

Fortgesetzte Anstrengungen: Wurde während der Ruhepause bei Hockey-, Basketball- oder Fussballspielen oder zwischen den einzelnen Abschnitten eines Geländelaufes den Teilnehmern Honig gegeben, so behaupteten sie hernach, dass sie beim zweiten Teil besser in Form gewesen seien und die Anstrengungen weniger gespürt hätten als vorher.

Besonders starke Beanspruchung: Junge Leute, die innerhalb von zwei Tagen zwei Wettspiele zu bewältigen hatten, sagten aus, sie hätten sich beim zweiten Spiel frischer gefühlt, weil sie nach dem ersten Spiel zur Auffrischung der verbrauchten Kräfte und dann vor dem zweiten Spiel nochmals Honig bekommen hätten.

Ermattung: Wenn Sporttreibende, die nach der Schule oder nach der Arbeit noch trainieren mussten, zu Mittag Honig eingenommen, seither aber nichts mehr gegessen hatten, verspürten sie keinerlei Müdigkeit wie sonst. Auch solche, die über «Ermattungsperioden» während des Vormittags klagten, berichteten von einer merklichen Besserung, sobald sie zum Frühstück Honig assen.

Gewicht: Die regelmässige Einnahme von Honig (12 bis 16 Teelöffel pro Tag auf die Mahlzeiten verteilt und vor dem Schlafengehen) verhütet eine Gewichtsabnahme infolge fortgesetzter anstrengender Sporttätigkeit. Wenn andererseits Sporttreibende zwecks Gewichtsabnahme auf Diät gesetzt werden, so gibt ihnen ein Teelöffel Honig nach der Mahlzeit ein Gefühl der Sättigung, das die Diät erträglicher macht, und zugleich ein Empfinden von Kraft.

Schlussfolgerung: Auf Grund unserer vierjährigen reichen Erfahrungen können wir ohne Vorbehalt sagen, dass Honig ein idealer Kräftespender und -erneuerer ist. Wir möchten ihn deshalb allen Sportsleuten empfehlen sowie überhaupt allen, denen daran gelegen ist, sich den ganzen Tag über auf der Höhe ihrer Leistungskraft zu halten.»

Erkrankungen der Atemwege

Honigwaben sind ein vorzügliches Mittel zur Behandlung gewisser Erkrankungen der Atemwege, und zwar die Wachsmasse selbst, nachdem aller Honig daraus entfernt ist. Das Kauen dieser Waben soll besonders den Innenwänden der Atmungsorgane guttun. Allerdings gehört zu der Kur auch das regelmässige Einnehmen von Honig, am besten von frischem Wabenhonig. Wo dieser nicht zu beschaffen ist, führt aber auch ein Esslöffel üblichen flüssigen Honigs, als Nachspeise zu jeder Mahlzeit genommen, zum erwünschten Erfolg.

Soweit ich feststellen konnte, wendet die Volksmedizin Honigwaben zur Behebung von Reizzuständen an, sie haben also offenbar eine antiallergische Wirkung. Das genaue Rezept kennen nur die Honigbienen, zu deren Wissen und Weisheit unsere Volksmedizin unbegrenztes Vertrauen hat.

Volksmedizinische Beobachtungen und Erfahrungen mit der Honigwabenkur deuten darauf hin, dass Störungen in den Atemwegen Mangelerscheinungen sind. Auf welchem Prinzip die Wirkung auch beruhen mag, die diese Waben ausüben, jedenfalls muss es etwas sein, was für die normale Bildung und Erhaltung der inneren «Wandbekleidung» der Atemwege von wesentlicher Bedeutung ist.

Dieses eigentliche, aktive Prinzip habe ich bisher nicht entdecken können. Soviel ich weiss, ist es auch noch keinem der pharmazeutischen Institute, die sich mit dem Studium von Honigwaben befasst haben, gelungen, dieses Prinzip ausfindig zu machen. Immerhin habe ich mir mit Hilfe der einschlägigen Literatur einige Kenntnisse angeeignet. Daher weiss ich, dass der eingesammelte Blütennektar die Hauptquelle der Kohlehydrate ist, welche in die leichtverdaulichen Zuckerarten Dextrose und Lävulose umgewandelt werden. Diesen umgewandelten Nektar nennt man Honig. Neben Dextrose und Lävulose enthält er unterschiedliche Mengen an Saccharose, Dextrin und Maltose sowie spärliche Vorkommen anderer Zuckerarten, ferner die in diesem Kapitel schon früher genannten Mineralien, dazu Säuren: Ameisen-, Essig-, Apfel-, Zitronen-, Bernstein- und Aminosäure. Des weiteren finden sich darin Karotin, Xanthophyllpigmente, Albuminoide und die Enzyme Invertase, Diastase, Katalase und ausserdem die (zur Gruppe B gehörenden) folgenden Vitamine, in Mikrogramm per Gramm: Pantothensäure 0,55, Lactoflavin 0,26, Nicotinsäure 1,1, Thiamin (Aneurin) 0,044, Pyridoxin, 0,10, Biotin 0,00066, Folsäure 0,03.

Ihre weitere Nahrung bezieht die Biene aus dem Blütenstaub, den man ebenfalls in den Waben findet. Chemische Analysen zeigen, dass Blütenstaub reich an Proteinen und Fetten ist und verschiedene Kohlehydrate, wie Zucker und Stärke, sowie Zellstoff enthält. Seine Zusammensetzung ist jedoch keine einheitliche und weist beträchtliche Abweichungen im Fett-, Stärke-, Mineral- und Proteingehalt auf.

Das reine, von den Bienen abgesonderte Wachs ist eine einheitliche Masse. Es bildet sich nur, wenn die Biene vorher Zukker zu sich genommen hat. Demgemäss darf man vermuten, dass es zum mindesten einige der in dem aufgenommenen Nektar befindlichen Stoffe enthält.

Mit der kombinierten Waben- und Honigbehandlung werden sehr gute Erfolge erzielt. In den meisten Fällen zeigt sich schon nach wenigen Tagen ein sehr befriedigendes Ergebnis, manchmal sogar noch schneller. Nach den Erfahrungen der Volksmedizin leiden Personen, die bis zum Alter von sechzehn Jahren viel Wabenhonig gegessen haben, selten an Schnupfen, Heufieber oder ähnlichen Beschwerden. Das Kauen der Waben schützt die Atmungsorgane vor Anfälligkeit, und dieser Schutz hält vier Jahre lang an. Wo solche Vorkehrungen nicht schon in der Jugend getroffen wurden, lässt sich das Versäumte zum Glück auch in späteren Jahren nachholen, so dass das gleiche normale und gesunde Funktionieren der Atemwege hergestellt werden kann.

Am besten setzt man sich zu gegebener Zeit mit einem Bienenzüchter in Verbindung, der einen nach Entnahme des Honigs mit den geeigneten Waben versorgen kann. Wem sie zu hart sind, der mag ein wenig Honig beifügen, wodurch sie weicher werden und sich leichter kauen lassen.

Da ich mich ziemlich lange mit diesen Behandlungsmethoden beschäftigt habe, möchte ich hier von einigen interessanten Erfahrungen aus meiner Praxis berichten.

Verstopfte Nase

In meine Sprechstunde kam eine Mutter mit ihrem achtjährigen kleinen Sohn, dessen Nase ich untersuchen und behandeln sollte. Er litt seit fünf Monaten an einem Schnupfen mit starken, wässerigen Absonderungen, die ein fortwährendes Schneuzen erforderten. Bisher hatte kein Mittel dagegen geholfen.

Als er drei Jahre zählte, waren ihm die Mandeln entfernt worden. Ich sah mir nun seine Nase an und fand, dass sie nach Heuschnupfen ausschaute. Die Schleimhaut war sehr blass und verschleimt. Er atmete durch den Mund, weil die Nase innen zu geschwollen war, um eine normale Atmung zu ermöglichen.

Nachdem ich den Kleinen ganz allgemein und seine Nase im besonderen untersucht hatte, gab ich ihm ein Stück Honigwaben zu kauen, weil ich sehen wollte, was geschehen würde. Darauf schrieb ich ein paar Anweisungen für die weitere Behandlung auf und machte Nasentropfen zurecht, die er zu Hause bekommen sollte. Noch ehe ich damit fertig war – es mochten etwa fünf Minuten vergangen sein – sagte er plötzlich: «Meine Nase ist offen! Ich kann durch die Nase atmen!» Ich gab der Mutter die Tropfen für daheim, besprach mit ihr die schriftlichen Anweisungen und besah mir dann nochmals die Nase des Buben, um festzustellen, was das Wabenkauen zuwege gebracht hatte.

Die innere Schwellung hatte nachgelassen, als hätte ich ein adstringierendes Mittel eingeträufelt. Die Schleimhaut war nicht mehr blass, sondern hellrosa. Als der Junge eine Woche später wieder in meine Sprechstunde kam, war seine Nase noch immer frei, und er atmete mit geschlossenem Mund.

Einer Frau mit einer grossen, aber sehr engen Nase gab ich einmal versuchsweise ein Stück Bienenwaben zu kauen, da ich wissen wollte, ob die Nase dadurch innen genügend abschwellen würde, um ein müheloses Atmen zu gestatten. Nach Verlauf von fünf Minuten konnte die Frau erheblich besser atmen als sonst, und dieses eine Mal genügte, um ihre Nase zwei Wochen lang frei zu halten.

Ich habe das Kauen von Bienenwaben auch bei anderen Patienten erprobt, die an verstopften Nasen litten, und stets die gleichen Erfolge damit erzielt.

Stirnhöhlenkatarrh

Die im Schädel befindlichen Höhlen sind ein wichtiger Teil des Atmungsapparates, da sie mit den Nasengängen verbunden sind und beim Reinigen, Anfeuchten und Anwärmen der Luft, die wir atmen, mithelfen. Da es Hohlräume in den Knochen sind, hängen sie auch mit der Stimme zusammen und vermindern das Gewicht des Schädels.

Es gibt acht solcher Höhlen, vier auf jeder Seite des Kopfes. Die Kieferhöhlen liegen seitlich rechts und links neben den Nasenhöhlen, die des Siebbeins und des Keilbeins hinter der Nase, nahe der Hirnbasis. Die Stirnhöhlen befinden sich vorn in der Stirn über den Augen und sind mit den Nasenhöhlen nicht wie die anderen direkt, sondern durch das dazwischenliegende Siebbein verbunden. Deshalb sind sie auch schwieriger zu behandeln. All diese Hohlräume sind mit einer etwa einen Millimeter dicken, von mikroskopisch feinen Härchen besetzten Haut austapeziert, gleichen also in dieser Hinsicht der Nase, die innen ähnlich ausgefüttert ist. Die Härchen bewegen sich auf und ab und befördern auf diese Weise Schleim aus den Höhlen. Es ist die denkbar beste Säuberungsvorrichtung.

Bei Entzündung einer oder mehrerer Kopfhöhlen ist im allgemeinen eine alkalische Urinreaktion vorhanden. Diese wird durch das Kauen von Honigwaben sauer, woraus ersichtlich ist, wie rasch die Waben eine chemische Veränderung im Körper bewirken. Leute, die an derartigen Katarrhen leiden, sollten also daran denken, alle Nahrungsmittel, die eine alkalische Urinreaktion hervorrufen, zu meiden, bis sie völlig geheilt sind.

Die jeweils erforderliche Wabenmenge entspricht ungefähr einem üblichen Stück Kaugummi. Ein solches Stückchen wird jeweils in Abständen von einer Stunde – im ganzen vier- bis sechsmal – etwa fünfzehn Minuten lang gekaut, der Rest dann aus dem Munde genommen. Akute Entzündungen verschwinden auf diese Weise innerhalb eines halben bis ganzen Tages. Die Nase wird frei, die Schmerzen hören auf. Das allgemeine Wohlbefinden kehrt zurück, und die Stirn- bzw. Kieferhöhle verhält sich wieder normal. Ich möchte aber doch empfehlen, das Kauen noch eine Woche lang einmal täglich fortzusetzen, um ein Wiederauftreten der Störung zu verhüten. Noch besser ist es freilich, von Herbstbeginn bis in den Juni hinein regelmässig einmal am Tag ein Stückchen Waben zu kauen, daneben noch zu jeder Mahlzeit zwei Teelöffel Honig zu nehmen und ausserdem auf eine richtige Ernährung zu achten. Wer dies alles tut, wird kaum Gefahr laufen, einen Stirnhöhlenkatarrh, eine Grippe oder einen Schnupfen zu bekommen. Meine Erfahrungen haben mich davon überzeugt, dass in den Honigwaben etwas steckt, das einen wirksamen Schutz gegen Erkrankungen der Atemwege bietet.

Heuschnupfen

Leute, die an Heuschnupfen leiden, werden jedermann gern bestätigen, dass es wenig Krankheiten gibt, bei denen einem so jämmerlich zumute ist. Die Volksmedizin unterscheidet drei Stufen von Heuschnupfen: milde, mittel, heftig. Die Behandlung ist teils vorbeugend, teils auf Heilung der Symptome bedacht. Wenn einen Monat vor dem voraussichtlichen Beginn der Erkrankung täglich einmal Bienenwaben gekaut werden, so tritt sie entweder überhaupt nicht oder nur in milder Form auf.

Bei mildem Heufieber braucht die Vorschrift nur jeden Montag, Mittwoch und Freitag befolgt zu werden, das genügt, um die Nase frei zu halten. Sind keine Waben zu beschaffen, so nehme man zu jeder Mahlzeit zwei Teelöffel Honig.

Bei Heuschnupfen mittleren Grades sollten in den ersten beiden Tagen je fünfmal, danach täglich dreimal Waben gekaut werden, solange es nötig ist. Auch sollte, wenn möglich, frischer Wabenhonig gegessen werden, sonst wie üblich zwei Teelöffel des gewöhnlichen Honigs, der überall erhältlich ist. In Fällen mittelschweren Heufiebers wurden folgende Heilwirkungen beobachtet:

1. Triefende Augen waren in drei Minuten trocken.
2. Die verstopfte Nase begann nach drei Minuten frei zu werden; nach sechs Minuten konnte mühelos bei geschlossenem Munde durch die Nase geatmet werden.
3. Das Laufen der Nase hörte innerhalb von fünf Minuten auf.
4. Das Reizgefühl im Hals verschwand im Laufe von drei bis fünf Minuten.

Bei heftigem Heufieber verschreibt die Volksmedizin folgende Kur:

1. Drei Monate vor dem voraussichtlichen Ausbruch ist nach jeder Mahlzeit ein Esslöffel Honig zu nehmen (am besten Wabenhonig, aber anderer ist ebenfalls gut), ein weiterer Esslöffel in einem halben Glas Wasser abends vor dem Schlafengehen.
2. Zwei Wochen vor dem gefürchteten Datum sind morgens vor dem Frühstück und abends vor dem Schlafengehen zwei Teelöffel Honig und zwei Teelöffel Obstessig in einem halben oder ganzen Glas Wasser zu trinken. Damit sollte während der ganzen Heufiebersaison fortgefahren werden.
3. Ebenso ist mit dem Esslöffel Honig nach dem Mittag- und Abendessen fortzufahren.
4. So oft es sich am Tage als nötig erweist, Bienenwaben kauen, um die Nase frei und trocken zu halten.

Nach meinen Erfahrungen wirkt diese kombinierte Behandlung mit Honig, Essig und Waben besser als Injektionen.

Während Injektionen das Vorhandensein von Schleim in der Nase nicht verhüten, ist bei dieser volksmedizinischen Behandlung kein solcher da. Wie heftig das Heufieber auch sein mag, Jucken und Kitzeln in Augen und Nase verschwinden bis auf einen gelegentlichen kleinen Niesreiz, und die wässerigen Absonderungen hören auf.

Was die nachstehenden Ergebnisse betrifft, die sich schon nach drei Tagen feststellen lassen können, so habe ich sie nicht alle selbst beobachtet. Sie wurden mir von Leuten mitgeteilt, deren volksmedizinische Erfahrungen weiter zurückreichen als die meinen. Hier sind sie aufgezählt: 1. Aufhören des Niesens. 2. Trockene Augen innerhalb von drei Minuten, 3. Trockene Nase innerhalb von fünf bis sechs Minuten, 4. Patient(in) kann den Hund streicheln, 5. die Katze streicheln, 6. die Hühner füttern, 7. die Kuh melken, 8. Pferde reiten, 9. unter einer wollenen Bettdecke und 10. auf einem Federkissen schlafen, 11. im Blumengarten arbeiten, 12. Kreuzkraut schneiden, 13. an den Rosen riechen. Ferner wurde festgestellt, dass durch fortgesetztes Kauen von Honigwaben, drei- bis viermal in der Woche, das Heufieber im Laufe von drei Jahren ausgeheilt war.

Besonders interessante Beobachtungen konnte ich machen, wenn Personen, die an Heufieber gelitten hatten, durch Arbeiten, die sie verrichten mussten, in Lagen gerieten, in denen sie sehr gefährdet waren. Ein Student zum Beispiel, der während seiner Ferien auf einer Farm arbeitete, musste jeden Nachmittag Körnerfutter für die Kühe aus grossen Säcken in den Viehfutterwagen schütten. Dabei bekam er jedesmal eine verstopfte, laufende Nase, und das Wasser strömte ihm nur so aus den Augen. Irgend jemand gab ihm dreimal täglich Honigwaben zu kauen. Nach einer Woche konnte er seine Arbeit verrichten, ohne das geringste Unbehagen in Augen oder Nase zu verspüren.

Ein anderer Student, der ebenfalls auf einer Farm arbeitete, fühlte sich durch seinen Heuschnupfen sehr wenig belästigt, weil er dreimal am Tage Honigwaben kaute. Während der Heuernte bat ich ihn, mit dem Kauen aufzuhören, um festzustellen, ob es wirklich daran lag. Er tat es. Trotz des umherfliegenden

Heus blieb er noch sieben Tage lang schnupfenfrei. Am achten Tage aber stellte sich das Heufieber plötzlich mit der alten Heftigkeit wieder ein, und der junge Bursche fühlte sich recht elend. Ich riet ihm, sofort wieder Waben zu kauen. Eine Woche später ging ich zur Farm, um nach seinem Befinden zu sehen. Er stand oben auf einem Heuwagen und stapelte das Heu auf, das ihm ein anderer zureichte. Ich fragte ihn, wie es ihm gehe. «Glänzend», erwiderte er vergnügt. «Keine Spur von Niesen, Nase immer frei. Für mich heisst es von jetzt ab: Nie mehr ohne Honigwaben!»

Der Leser denke aber nun bitte nicht, dass sich diese schönen Erfolge nur auf Vermont beschränken, wo die Leute sozusagen mit der Volksmedizin verwurzelt sind. Ich kann hier noch ein ganz besonders eindrückliches Beispiel aus Texas anführen. Dort beginnt die Heufiebersaison im März und erreicht ihren Höhepunkt im August. Im Jahre 1936 nahm die Krankheit vor allem in der Gegend von El Paso so heftige Formen an und befiel so zahlreiche Personen, dass in Stadt und Land eine grosse Aktion zur Vernichtung der Pflanzen unternommen wurde, deren umherfliegende Pollen die Hauptursache des Übels waren. Gleichzeitig wurden im «William Beaumont General Hospital» allerlei Versuche mit Heilmitteln gemacht, für die sich vornehmlich Angehörige der Armee zur Verfügung stellten. Diese Experimente brachten nun etwas an dieser Stätte völlig Neues ans Licht:

Unter den vielen Hausmitteln, die bei Diskussionen mit den Patienten zur Sprache kamen, erwies sich nur ein einziges als wirklich gut. Einige der Leute berichteten nämlich, dass ihnen in früheren Jahren Honig, den sie aus der Nachbarschaft ihrer Wohnorte bezogen, grosse Erleichterung verschafft hätte, zumal wenn sie dazu die Waben auskauten.

Häufig machen mich Leute, die wissen, dass ich mich mit Volksmedizin beschäftige, auf jene klebrige Substanz aufmerksam, die man an Knospen und Baumrinden findet. Unlängst erschien ein Mann bei mir im Sprechzimmer und sagte: «Einen ganzen Baum konnte ich Ihnen nicht mitbringen. Aber ich habe da einen von Wind und Wetter gespaltenen Ast gefunden und dachte, dass Sie den vielleicht gebrauchen können. Sehen Sie – er ist voller Fichtenharz.» Das Aststück war etwa einen halben Meter lang und wies an der leicht ausgehöhlten Innenseite lauter blasenartige Gebilde auf, genauer gesagt unzählige Perlen aus Harz. Der Mann erklärte mir dazu, dass Fichtenharz unterschiedlich gefärbt sein kann: braun, rosa oder grau.

Dieser klebrige Stoff ist von der Natur dazu ausersehen, die Knospen der Pflanzen zu schützen. Ameisen pflegen ihn von den Knospen der Pfingstrosen abzusammeln, desgleichen Wespen. Honigbienen werden vom Harz der Tannen- und Fichtenrinde angelockt. Wenn ein Farmer sieht, dass seine Kühe Knospen mit klebrigem Zeug fressen und dass die Ziegen es ebenso machen, kommt er wohl auf den Gedanken, dass dieses Zeug auch ihm guttun könnte, wenn mit seinen Atemwegen etwas nicht in Ordnung ist.

Darum sammelt er kleine Tannenzweige mit möglichst vielen Knospen, legt sie zu Hause in eine Schüssel, giesst Wasser darüber und lässt sie so ganz sacht drei Tage lang auf dem Ofen kochen. Das Wasser färbt sich derweilen braun. Diese braune Flüssigkeit wird durch ein Sieb gegossen und dann mit Honig vermengt. Ein Teelöffel davon, mehrmals am Tage eingenommen, heilt Erkrankungen der Atemwege.

An den Rinden der Tannenbäume findet man eiförmige, blasenartige Auswüchse. Diese werden mit einem Messer aufgestochen und die Flüssigkeit daraus gesammelt. Auch hiervon wirkt ein Teelöffel, dreimal täglich eingenommen, heilend auf die Atmungsorgane.

X Über den Wert der Algen

Meeresprodukte als vollwertige Nahrung – Der Vorrat des Meeres an gesundheitswichtigen Mineralien – Versuche mit Algenprodukten und ihre lindernde Wirkung bei Herzbeschwerden

Unsere Zivilisation hat viele Vorteile; sie hat aber auch ihre Nachteile. Einer der grössten ist der Mangel an mineralienhaltiger Nahrung. Da der menschliche Körper weitgehend aus Mineralien besteht, ist es von überragender Wichtigkeit, dass sein Bedarf daran stets gedeckt bleibt. Das nötige dazu können ihm die Algen des Meeres liefern.

Meerwasser ist eine höchst reichhaltig zusammengesetzte Flüssigkeit. Es enthält 3,5 Prozent gelöste anorganische Stoffe. Diese werden von den Algen, die im Meere wachsen, in organische Stoffe umgewandelt. Da es den tiefstliegenden Teil der Erdoberfläche darstellt, ist es das Sammelbecken, in das chemische Substanzen aller Art von den mannigfachen bewegenden Kräften der Natur abgeladen werden. Lockeres, transportables Material wird entweder auf raschem direktem Wege oder indirekt und allmählich dem Meere zugetragen, durch den Wind, mit dem Wasser, von Gletschern her. Andere Stoffe werden in Wasser aufgelöst und fliessen mit diesem ins Meer, und dort bleiben sie, jederzeit verfügbar. So ist der Ozean zu einem riesigen Reservoir chemischer Stoffe geworden, zu welchen die Schätze des festen Landes im Vergleich dürftig erscheinen.

Diese Anhäufung kostbaren Materials ist geradezu eine Aufforderung an die Chemiker, sich seiner zu bedienen. Es lässt sich unschwer voraussagen, dass kommende Generationen lernen werden, sich die unerschöpflichen Reichtümer des Ozeans zunutze zu machen.

Die Gesamtoberfläche der Erde beträgt 510 070 700 Quadratkilometer. Davon entfallen über 70 Prozent, nämlich 361 570 100 Quadratkilometer, auf den Ozean. Die durchschnittliche Meerestiefe wird auf 3800 Meter geschätzt, während die bisher gemessene grösste Tiefe bei 10 793 Metern liegt (Philippinengraben bei Mindanao). Über vier Fünftel des Meeresgrundes befinden sich mehr als 1500, zwei Drittel mehr als 300 Meter tief unter dem Wasserspiegel.

Wir wissen nichts von der Zusammensetzung der vorzeitlichen Meere. Was wir aber wissen, ist, dass dem Ozean im langen Laufe der Zeiten durch das Wirken mannigfacher Kräfte von überall her, aus dem Weltraum, vom Innern der Erde und vom festen Lande Material zugetragen wurde. Wenn Meteore oder kosmischer Staub auf unseren Planeten niedergehen, so stürzen sie in sieben Fällen von zehn ins Meer. So liegen zahllose Meteoriten aus Stein, aus Eisen und Nickel auf seinem Grunde verstreut. Vulkane wirkten mit, sei es direkt, sei es mit Hilfe des Windes, der die Massen von Staub und Asche, die sie hoch in die Lüfte schleuderten, weitertrieb, bis sie mit dem Regen über dem Ozean niederfielen. Durch tiefe Quellen, Spalten und Risse im Meeresboden dringt Material aus dem Erdinnern in die Wassermassen der See. Gletscher höhlen Fels und Erde aus, mächtige Eisberge gleiten ins Meer und überlassen ihm beim Schmelzen ihre ganze Last an Mineralien.

Den grössten und stetigsten Beitrag aber leistet wohl das Wasser. Schätzungsweise verdampft alljährlich auf der Gesamtoberfläche der Meere eine Wasserschicht von 0,82 Meter Durchmesser. Dieser Dampf, der aus reinem Wasser besteht und keine Mineralien enthält, steigt in die Luft empor, wird vom Winde weitergetragen und geht schliesslich als Regen nieder. Angenommen, 29,27 Prozent falle auf Land, so bedeutet das 55 Zentimeter Regen für das gesamte Landgebiet der Erde. Dieses Wasser wäscht den Boden aus und trägt ihn als Schlamm und Sand durch Bäche, Flüsse und Ströme dem Meere zu. Zum Teil aber sickert es in den Boden ein, löst dort gewisse Stoffe auf, kommt als Quelle, Geysir, Brunnen wieder hervor und kehrt schliesslich mit den aufgelösten Stoffen ins Meer zurück, wo es seine Minerale ablädt, um alsbald den Arbeitsgang aufs neue zu beginnen. Je leichter löslich ein Stoff ist, um so gründlicher wird er auf diese Weise fortgeschafft. Alles, was solche Löslichkeit steigert, trägt zur Verarmung der Erde und zur Bereicherung des Meeres bei. Zu den am leichtesten löslichen Stoffen zählen die Nitrate, die Halogenverbindungen – Chloride, Jodide und Bromide – sowie auch Natrium, Kalium, Kalzium, Magnesium und andere mehr.

Die schwerlöslichen Substanzen wie Kieselerde oder Sand und Tonerde bleiben zurück. Diese Stoffe bilden die Hauptmasse unseres Bodens.

Mancherlei weitere Kräfte tun dazu auch noch das Ihre. Jeder Blitz oxydiert etwas atmosphärischen Stickstoff zu Salpetersäure, welche durch den Regen dem Erdboden zugeführt wird und dort einige Mineralien wie zum Beispiel Nitrate auflöst. Etwas wird von Pflanzen aufgebraucht, einiges nach Auflösung ins Meer gespült. Das Kohlendioxyd der Luft löst sich in Regenwasser und erhöht die Löslichkeit von Kalkstein, der solcherart in grösseren Mengen dem Meere zugetragen wird. Während von den genannten Stoffen fortlaufend beträchtliche Mengen ins Meer abgeführt werden, geschieht dies aber auch, wiewohl in geringerem Masse, mit den schwerer löslichen Mineralien – Kiesel- und Tonerden, Phosphaten und dergleichen –, so dass sie sich im Laufe langer Zeitabschnitte ebenfalls anhäufen. Wind, Frost, der Wechsel der Temperaturen, das Sonnenlicht – alles trägt dazu bei, Stoffe von der Erde weg und ins Meer zu schaffen. Gebirge verwittern, bröckeln langsam ab, Täler werden ausgehöhlt, Gestein zerfällt, wird aufgelöst und weggespült.

Auch der Mensch hat teil an dieser Beraubung der Erde. Das dichte Laub, Gerank und Wurzelwerk der Urwälder boten dem Boden einen gewissen Schutz gegen direkte Erosion durch fliessendes Wasser. Seitdem der Mensch aber die Wälder kahlgeschlagen und den Boden blossgelegt hat, wird mehr fester Stoff hinweggetragen als je zuvor. Solange er noch ein primitives Leben führte, wurden Abfälle, Jauche und dergleichen dem Boden zurückgegeben. Heute aber lebt er hygienisch, und alles, was einst von der Erde kam, wird durch Abflussanlagen in die Flüsse geleitet und damit letzten Endes in den Ozean.

Der Mensch gräbt auch nach Eisen, Zinn, Kupfer, Zink und anderen Mineralien, um Automobile, Blechdosen, Häuser und anderes daraus zu machen. Sind sie abgenützt und unbrauchbar geworden, so werden sie weggeworfen, irgendwo zu hässlichen Haufen aufgestapelt, wo sie vielleicht gelegentlich verbrannt werden oder verrosten, sich zersetzen, auflösen und schliesslich auch dem Meere zugeführt werden. Sehr viel Material wird verbrannt, teils zu Heizzwecken, teils um die Verbrennungsprodukte zu verwerten. Solcherart wird alle Kohle, das meiste Petroleum und ein beträchtlicher Anteil dessen, was der Wald hervorbringt, vom Feuer verzehrt. Rauch und Staub ziehen in die Luft, die Asche wird vom Regen ausgelaugt, und alles «tragbare» Material wandert in den Ozean.

Einmal ins Meer gelangt, werden die verschiedenen Stoffe sogleich in den grossen chemischen Verarbeitungsprozess aufgenommen, mit allen dazugehörigen Reaktionen, Lösungen, Niederschlägen, neuerlichen Lösungen, geraten als Nahrung in den Kreislauf des Lebens von Pflanzen und Tieren und werden wieder ausgeschieden. Es gibt wohl kaum eine chemische Reaktion, die sie nicht durchmachen, denn das Meer ist ständig bewegt, bald vom Winde gepeitscht, bald kreuz und quer von Strömungen durchzogen, dem Wechsel der Temperaturen, Frost wie Tauwetter und allen Schwankungen an Helligkeit und Tönung des Lichtes ausgesetzt. So wie er heute beschaffen ist, stellt der Ozean das Ergebnis von Jahrmillionen solcher Reaktionen dar. Alles, was es in, auf und über der Erde gibt, findet zuletzt seinen Weg ins Meer. Und alles, was zum Leben gehört, ist überall im Meere vorhanden. Seewasser und menschliches Blut haben fast die gleichen chemischen Bestandteile.

Im Meere gibt es keinen Mangel, kann es ihn niemals geben. Es enthält sämtliche Elemente des Lebens, und die Tiere und Pflanzen, die es bewohnen, können sich aussuchen, was sie brauchen. Meeresprodukte, wie immer sie heissen mögen, sind auch für uns eine vollwertige Nahrung. Sie stellen nicht nur eine wohlassimilierte und angemessene Auswahl an lebenswichtigen Stoffen dar, sondern eine natürliche Kost, in der diese Stoffe nahezu in den gleichen Verhältnissen aufgespeichert sind, die für die menschliche Ernährung gelten.

Die Wissenschaft weiss seit Jahrhunderten, dass in den unermesslichen Fluten des Meeres fast alle wichtigen chemischen Elemente gelöst vorhanden sind. Nach einer Schätzung enthält jede Kubikmeile Meerwasser etwa 200 000 000 Tonnen chemischer Stoffe, einschliesslich solcher Elemente wie Gold, Silber, Magnesium, Aluminium, Radium, Barium, Brom, Jod, Schwefel und andere mehr (1 Meile [Längenmass] = 1609,33 Meter). Diese Tatsache, dass nämlich der Ozean der grosse Mischbecher für alle vom Land angespülten Elemente ist, erklärt hinlänglich, warum seine Pflanzen und Tiere niemals unter Mangel zu leiden haben. Sie nehmen die Elemente in sich auf und assimilieren sie zu organischen Stoffen, die ihrerseits von den Landbewohnern benötigt werden, um Mangelkrankheiten zu verhüten oder zu heilen. Nirgends sind Reichtum und Mannigfaltigkeit des Lebens in solcher Fülle anzutreffen wie in der See, von den winzigen, dem blossen Auge nicht sichtbaren Geschöpfen, die zu Millionen in einem Kubikzentimeter Wasser enthalten sind, bis zu den mächtigen Walen. In den tropischen und subtropischen Gewässern des Ozeans findet sich schichtweise ein Lebensgebiet über dem andern, vom Meeresgrund bis hinauf zur Oberfläche. Ebenso abwechslungsreich an Gestalt und Grösse wie die Tierwelt ist auch die Pflanzenwelt des Meeres. Auch sie erstreckt sich von mikroskopisch kleinen Gebilden bis zu den grossen «Bäumen der See», den Riesenalgen.

Da sie aus solchem Überfluss schöpfen können und an allen lebenswichtigen Stoffen wohlgenährt sind, ist auch die Vermehrung der Meeresbewohner um ein Vielfaches grösser als diejenige der landbewohnenden Tiere. Warum blüht das Leben so viel üppiger in der See? Warum bleiben Leute, die viel Meeresprodukte essen, fast durchwegs verschont von gewissen Gesundheitsschäden, an denen andere leiden?

Die Antwort lautet: weil das Meer einen unerschöpflichen Vorrat an gesundheitswichtigen Mineralien hat. Die Seepflanzen ziehen diese Stoffe aus dem Medium, in dem sie wachsen und speichern sie auf. Wenn man Meeresprodukte isst, seien es Pflanzen oder Tiere, werden also die Minerale nochmals absorbiert und üben dann wunderbar regulierende und korrigierende Wirkungen aus. Die zahlreichen aus dem Meere kommenden Stoffe, unter denen Jod einer der wichtigsten ist, liefern unentbehrliche Bausteine zur gesunden Ernährung.

Die hauptsächlichen Mineralsalze des Körpers sind, in der Reihenfolge ihrer offenbaren Wichtigkeit aufgezählt: Jod, Kupfer, Kalzium, Phosphor, Mangan, Natrium, Kalium, Magnesium, Chlor und Schwefel. Mit Ausnahme von Jod, das aus dem Meere stammt, haben sie alle ihren Ursprung im Erdboden. Man sollte also annehmen, dass wir, wenn wir Bodenerzeugnisse essen, mit diesen Stoffen reichlich versorgt werden. Die Natur hatte das auch zweifellos so vorgesehen. Sie hatte aber nicht vorgesehen, dass der Mensch durch Beseitigung von Bäumen und anderen Pflanzen den Erdboden dem Regen preisgeben würde, der ihn auswäscht, ihm wichtige Mineralien entnimmt und diese auf dem Weg über Bäche und Flüsse dem Meere zuträgt. Das Ergebnis ist mineralarmer Boden und, in der Folge, mineralarme Nahrung, die ihrerseits wiederum zur Folge hat, dass die Menschen, die von ihr leben, inmitten einer scheinbaren Fülle buchstäblich ausgehungert sind.

Wenn wir Hunger auf Süssigkeiten, auf stärkehaltige oder fette Kost haben, so spüren wir das. Unser Körper gibt dann Notsignale aus, das heisst, wenn wir gesund sind, sagt uns unser Appetit, was wir brauchen.

Wenn unser Körper Hunger auf Mineralien hat, gibt er ebenfalls solche SOS-Zeichen. Sobald wir gelernt haben, sie zu erkennen, erweisen sie sich als nicht minder deutlich. Aber wenn wir sie nicht berücksichtigen, sind die Folgen viel schlimmer.

Im Laufe der letzten Generationen haben sich besonders in den Vereinigten Staaten, wo Nahrung im Überfluss vorhanden ist und der Durchschnittsmensch reichlich zu essen pflegt, eine ganze Reihe von Mangelkrankheiten entwickelt. Erwiesenermassen rühren all diese Krankheiten vom Fehlen lebenswichtiger Stoffe in der Ernährung her, und bei den fehlenden Stoffen handelt es sich zumeist um Mineralien. Die Schilddrüse braucht Jod, die Nebenschilddrüse Kobalt und Nickel, die Bauchspeicheldrüse desgleichen. Die Nebennieren benötigen Magnesium, die vordere Hypophyse (Hirnanhangdrüse) Mangan, die hintere Chlor und die Keimdrüsen Eisen.

Eine ganz neue Bedeutung wird Eisen, Kupfer, Mangan, Zink und Aluminium beigemessen seit der Entdeckung, dass diese Mineralien eine ausserordentlich wichtige Rolle bei der Auslösung von Körpervorgängen im allgemeinen und der Blutbildung im besonderen spielen.

Eisen ist direkt an der Bildung des Hämoglobins der roten Blutkörperchen beteiligt, welche die Sauerstoffträger unseres Blutes sind. Die Anämie ist eine Mangelerkrankung, die sich entwickelt, wenn nicht genügend Eisen im Blut ist. Leider kann der menschliche Körper nicht viel Eisen aufspeichern, er muss also immer wieder neu damit versorgt werden.

Unserer Kost mangelt es an Mineralien, weil diese dem Boden fehlen; aber wir wissen zum Glück, wo sie hingeraten sind. Mit jedem Jahr, ja mit jedem Tag wird unser Erdboden ärmer, das Meer aber um so reicher an Mineralien. So müssen wir uns denn auf ebenso folgerichtige wie vernünftige Weise zu helfen wissen, indem wir uns aus dem Meere holen, was die Erde uns nicht mehr zu geben vermag. Der Konsum an Seeprodukten hat zwar schon erfreulich zugenommen, genügt aber vorerst noch lange nicht, um den spürbaren Mangel an Mineralien auszugleichen.

Nun findet sich jedoch im Meere eine Pflanze, die *Macrocystis pyrifera*. Es ist eine oft als Seegemüse bezeichnete Alge, die sich vorzüglich als zusätzliche Nahrung eignet.

Sie wächst in grossen Mengen nahe der kalifornischen Küste und gedeiht nur auf felsigem Grund, am besten in einer Tiefe von zehn bis achtzehn Metern. Sie besitzt keine Wurzeln, ist aber durch feste schnurartige Haftorgane am Gestein verankert und bezieht ihre Nahrung ausschliesslich aus dem Wasser. Sie ist eine der grössten Pflanzen, die es gibt, erreicht oft mehr als zweihundert Meter Länge und kann in einem einzigen Jahr um fünfzehn Meter wachsen. Jede Pflanze besteht aus einem Stamm oder Stengel, an dem beidseitig einzelne grosse lanzettförmige Blätter stehen, und zwar wechselweise in Reihen von sechs, acht oder mehr. An der Anwuchsstelle dicht am Stamm ist jedes Blatt mit einem «Schwimmer» versehen. Die Farbe der Blätter ist olivbraun, sie sind von feinen, aber unregelmässigen Furchen durchzogen und mit kurzen, weichen Stacheln umsäumt.

Die Biochemie lehrt uns, dass die Pflanzen die einzigen Organismen sind, die selber Nahrung herstellen können, und dass die wichtigen Nahrungsstoffe, die wir durch Fleischkost erhalten, ursprünglich auch von Pflanzen herkommen. Da den Meeresalgen alle für das Pflanzenleben wichtigen Stoffe in Hülle und Fülle zur Verfügung stehen, sind sie also auch reich an all den Nahrungselementen, die Menschen und Tiere benötigen. Und die aus dem Wasser absorbierten Mineralien befinden sich in diesen Pflanzen bereits in einem organisch kolloidalen Zustand, sind also schon gebrauchsfertig zur direkten Aufnahme in den menschlichen Körper.

Ehemals nutzten die Menschen die reichen Vorräte des Meeres nur auf dem Umweg über Fische und gewisse Krustentiere aus. Einige Seevölker, wie Japaner und Iren, haben allerdings von jeher viel Meerespflanzen gegessen, und es ist erwähnenswert, dass bei ihnen bestimmte Mangelkrankheiten infolge dieser Ernährung äusserst selten oder überhaupt nicht vorkommen. Der durchschnittliche Tagesverbrauch des Japaners entspricht etwa einem halben bis dreiviertel Gramm getrockneter Algen. In den Speisekammern japanischer Schiffe, die nach Kalifornien fahren, werden immer sechs oder sieben verschiedene Arten von Algen auf Vorrat gehalten.

Der verstorbene Professor Cavanaugh von der Cornell-Universität, bei dem ich mich nach einer Quelle für sorgfältig präpariertes «Kelp» zu medizinischen Zwecken erkundigte, bezog, wie er mir sagte, sowohl die Algen zu Versuchszwecken für Vieh und Geflügel als auch die Kelp-Tabletten für den menschlichen Bedarf von der Firma Philipp R. Park in San Pedro, Kalifornien.

Als ich mich anlässlich einer Ärztetagung in Kalifornien befand, suchte ich diese Firma auf, um mich darüber zu informieren, wie die Algen aus dem Ozean «geerntet» und wie sie dann zum Gebrauch von Mensch und Tier verarbeitet werden.

Die Algen werden mit einer Mähmaschine aus dem Meer geholt, und zwar unweit der Küste der Insel San Clemente sowie in den Gewässern zwischen Redondo und San Pedro Breakwater.

So ein Kelpmäher ist eine interessante Konstruktion. Er befindet sich am Ende der grossen Lastbarke, die mit den geschnittenen Algen beladen wird, und arbeitet ungefähr wie eine Getreidemähmaschine, hat aber ausser dem horizontalen an jeder Seite noch ein vertikales Messer. Die Schneidevorrichtung wird einen Meter tief ins Wasser hinabgelassen und mäht nur die oberen Spitzen der Algen ab. Mehr darf gemäss amtlicher Verordnung nicht abgeschnitten werden. Der Antrieb erfolgt durch einen Petroleummotor, der am anderen Ende des Schiffes angebracht ist. Grössere Maschinen können einen Streifen von sechs Metern Breite schneiden und in sechs Stunden eine Ladung von mehr als zweihundert Tonnen ernten.

Das Aus- und Umladen geschieht mit Hilfe von zwei mächtigen ineinandergreifenden Gabeln, die an einem Kran befestigt sind und die aufgehäuften Algen gleich den Fingern zweier Hände packen. Sie können mit einem Griff 400 Kilo fassen und in einen Hacktrichter schütten, der diese Menge in weniger als einer Minute zerkleinert. Der zerhackte Tang wird zu einem sogenannten «Mazerator» transportiert, wo er zu Brei verarbeitet und sodann in einen riesigen Behälter weitergeleitet wird. Von diesem gelangt er mittels eines Pumpsystems in die Trockner.

In diesem Stadium ist die Algenmasse ziemlich flüssig. Aus ihrem Wassergehalt, der schlammig-schlüpfrigen Pflanzensubstanz und den kleinen, noch festen Stückchen hat sich eine breiige Masse gebildet, die etwa an dickflüssigen Haferschleim erinnert. Alle wesentlichen Bestandteile bleiben beim Trocknen erhalten.

Die Trockner (die genannte Firma besitzt deren drei) sind rotierende Stahlröhren von zwanzig Metern Länge und zwei Metern Durchmesser. Während sich am oberen, höherliegenden Ende der Röhre, wo der Brei eingelassen wird, ein Gasofen befindet, der für Hitze sorgt, ist am unteren Ende ein grosser

Fächelventilator angebracht. Die schräge Neigung der Röhre, ihre ständige Drehung und der vom Ventilator erzeugte Luftzug veranlassen die Algenmasse, sich langsam vorwärts zu bewegen, während der Entfeuchtungsprozess vor sich geht. Die Hitze sinkt von 760 Grad am Eingang allmählich auf 140 Grad am Ausgang herab.

Schliesslich wird die Masse, die beim Verlassen des Trockners ungefähr feinerem «Popcorn» gleicht, noch zu einem ziemlich groben Pulver zermahlen. Aus diesem Pulver werden dann die Algenpräparate hergestellt.

Die Firma besitzt ein wohlausgestattetes Laboratorium mit zahlreichen Versuchstieren, wie Kaninchen, Hühner, weisse Ratten, die mit den Präparaten gefüttert werden. Über die Ergebnisse der Versuche werden genaue Tabellen geführt, auf denen alles irgendwie Wichtige verzeichnet ist. Für den menschlichen Bedarf werden Tabletten zu 0,30 Gramm hergestellt sowie ein Präparat in Körnerform.

Der verstorbene Dr. Weston A. Price, der durch sein Werk über die Ursachen des Zahnverfalls internationalen Ruf errang, besuchte mich vor etlichen Jahren in Barre, um mit mir über meine Erfahrungen mit der Volksmedizin zu sprechen. Er kam damals gerade aus Peru zurück, wo er den Zustand der Zähne von Menschen, die auf den Höhen der Anden leben, studiert und viele photographische Aufnahmen gemacht hatte. Er hatte die ganze Welt bereist und sich mit den Zähnen primitiver Völker befasst, um den Ursachen des Zahnverfalls auf die Spur zu kommen, und so wollte er auch wissen, wie es sich damit bei Hochgebirgsbewohnern verhielt.

Er selbst vermochte nicht höher als auf etwa 4000 Meter zu steigen, wusste aber, dass manche Eingeborenen dort in Höhenlagen von 5000 Metern lebten. Einige von diesen liessen sich dazu bewegen, auf eine für ihn erträgliche Höhe herabzukommen, so dass er ihre Zähne untersuchen und photographieren konnte.

Dabei fiel ihm auf, dass all diese Menschen kleine Säcklein bei sich trugen, mit denen sie besonders sorgsam umzugehen schienen. Aus reiner Neugier blickte er hinein und sah, dass sie Algen enthielten. Auf seine Frage, woher sie diese Pflanzen, die in so weiter Ferne gedeihen, hätten, antworteten sie schlicht: «Aus dem Ozean.» Dies dünkte ihn erstaunlich, da eine Reise bis zur Küste und wieder zurück einen vollen Monat beanspruchte, und so fragte er weiter, wozu sie die Algen brauchten. «Um das Herz zu beschützen», erklärten sie.

Kurz nach dem Besuch von Dr. Price kam ein Patient in die Sprechstunde, der schon mehrere Herzanfälle gehabt hatte und dem ich die Ohren ausblasen sollte. Es war Freitag, und ich bat den Mann, am folgenden Tag wieder zu kommen. Er wisse nicht, ob ihm dies möglich sein werde, erwiderte er, denn das Aufsteigen zum ersten Stock, wo ich meine Sprechstunde abhielt, sei für sein Herz so anstrengend gewesen, dass er auf der Treppe dreimal anhalten musste, um sich auszuruhen. Er müsse sich am Vormittag stets ganz ruhig verhalten, um wenigsten am Nachmittag und Abend einigermassen tätig zu sein.

Ich gab ihm ein paar Algentabletten zu 0,30 Gramm mit, die er zu jeder Mahlzeit, nach Belieben auch kurz vorher oder nachher, nehmen sollte.

Am folgenden Montag erschien er wieder in meiner Sprechstunde und hielt mir sein Handgelenk zum Pulsfühlen hin. Ich zählte 72 Schläge in der Minute und fragte ihn dann, warum er dies zu wissen wünsche. Darauf sagte er mir, dass er seit Einnahme der ersten Algentablette völlig frei von Herzbeschwerden sei und sich diesmal auf der Treppe zum ersten Stock nicht ein einziges Mal habe ausruhen müssen. Auf meinen Rat fuhr der Mann fort, zu jeder Mahlzeit eine Algentablette von 0,30 Gramm zu nehmen, mit dem Erfolg, dass er seither viel mehr leisten konnte als ehedem.

Eines Tages erhielten wir zu Hause den Besuch eines in Kalifornien ansässigen Pfarrers und seiner Frau. Im Laufe der gemeinsamen Unterhaltung bemerkte ich, dass sein Gesicht den Ausdruck heftiger Schmerzen zeigte, während er die rechte Hand auf die Herzgegend presste. Als wir dann allein waren, fragte ich ihn, ob er an Herzschmerzen leide, worauf er zugab, dass er von Zeit zu Zeit solche Schmerzanfälle habe und sich deswegen ernstliche Sorgen mache.

Ich erzählte ihm von Dr. Prices Begegnung mit den Eingeborenen von Peru, die auf 5000 Meter Höhe leben, und gab ihm einige Algentabletten mit der Anweisung, je eine davon zu jeder Mahlzeit zu nehmen. Später erfuhr ich, dass seine Herzbeschwerden dadurch völlig aufgehört hatten.

An der Cornell-Universität führte mir Dr. Cavanaugh seine Versuche mit weissen Leghornhennen vor. Sie bewiesen deutlich, dass die Hennen dank einem Futterzusatz aus Algen weit gesünder werden und viel bessere Eier legen. Er zeigte mir, wie hart die Schalen dieser Eier sind und dass man so ein Eigelb von einer Hand in die andere werfen kann, ohne dass es zerbricht. Er war besonders darauf bedacht, feste Schalen zu erzielen.

Wir besprachen mit ihm auch im Kreise befreundeter Kollegen Fälle von schlecht verheilten Knochenbrüchen und fragten ihn, was hier körperchemisch nicht in Ordnung und der Bildung neuen Knochengewebes hinderlich sei und wie ein gutes Zusammenwachsen zuwege gebracht werden könne. Er meinte, dass man den Patienten in allen derartigen Fällen Kelp-Tabletten verabreichen sollte, die wegen ihres Gehaltes an körperwichtigen Mineralien nicht warm genug zu empfehlen seien. Aus später eingereichten Berichten ging hervor, dass Knochen bald nach Beginn der Algenbehandlung wunschgemäss zusammenheilten. Weitere Studien Prof. Cavanaughs betrafen die Heilungsdauer von Frakturen bei täglicher Einnahme von Algentabletten. Während der Rekonvaleszenz wurden in verschiedenen Zeitabständen Kalzium-, Phosphor-, Eisen- und Jodgehalt des Blutes geprüft. Die Versuche ergaben, dass die Heilung von Knochenbrüchen durch tägliche Einnahme von Algenpräparaten zeitlich um 20 Prozent verkürzt wird und dass Algen den Kalziumgehalt des Blutes erhöhen.

Die Zusammensetzung von 26 Liter Meerwasser entspricht derjenigen des menschlichen Körpers. In Anbetracht dieser Tatsache erscheint es durchaus einleuchtend, dass man sich dem Meere zuwendet, um den Mineralbedarf des Körpers zu decken.

Bis zu einem gewissen Grade tun wir dies bereits, indem wir Fische und andere Seeprodukte essen. Wir sollten aber noch ein übriges tun und täglich eine Algentablette zu 0,30 Gramm einnehmen. Das ist ein ebenso einfaches wie wirksames Mittel, dem Mineralmangel vorzubeugen, der sich einstellt, wenn wir lediglich auf Land gewachsene Nahrung zu uns nehmen, die allzuhäufig mineralarmem Boden entstammt.

Viele alteingesessene Vermonter trocknen selber Algen und zerdrücken sie einfach mit einer Teigrolle. Sie bereiten daraus eine Nachspeise nach folgendem Rezept: Je einen Teelöffel zerdrückter Algen auf eine Tasse Wasser geben, dieses Gemisch bei kleinem Feuer so lange leicht kochen lassen, bis es die Konsistenz von flüssigem Honig hat, dann erkalten lassen und mit geschlagenem Rahm vermengen.

Auch gewisse Moose und Flechten finden ähnliche Verwendung. Man erntet sie bei Ebbe von den Felsenküsten, trocknet sie und isst sie roh. Ich habe oft auch in den Lebensmittelgeschäften von Barre eine bestimmte Art Seetang gesehen, der unter dem Namen «Dulce» verkauft wird und sich grosser Beliebtheit erfreut. Ich schliesse daraus, dass Algen und alle ähnlichen dem Meere entstammenden Substanzen etwas enthalten müssen, wonach der Körper grosses Verlangen hat, sonst würden sie nicht einen so regelmässigen Verbrauch finden.

XI Die Bedeutung von Jod

Die Funktion der Schilddrüse – Wie man nervöse Kinder beruhigt – Die Wirkung chlorhaltigen Wassers – Erhaltung des vom Körper benötigten Jodvorrats

Der Volksmedizin geht es um drei Dinge: Widerstandskraft, Heilkraft und Genesung. Zunächst fragt sich der Mensch, ob seine Widerstandskraft gegen Erkrankungen so ist, wie sie sein sollte. Und wenn ihm etwas zustösst, ist sein Organismus dann imstande, geschädigtes Gewebe wiederherzustellen? Und endlich, falls er erkrankt, wird sich sein Körper davon erholen?

Irgendwie mag er wohl erfahren haben, dass zwischen Jod und der Widerstandskraft gegen Krankheiten ein Zusammenhang besteht.

Jod ist erforderlich, damit die Schilddrüse ihre Arbeit ordnungsgemäss verrichtet. Durch diese Drüse, die sich beim Menschen vorn am Halsansatz befindet, geht das gesamte Körperblut im Laufe von siebzehn Minuten einmal hindurch. Da die Zellen, aus denen sie besteht, eine chemische Verwandtschaftsbeziehung zu Jod haben, werden schwächere Keime, die durch irgendeine Verletzung der Haut, der Schleimhäute von Nase und Rachen, oder durch Nahrung über die Verdauungsorgane ins Blut geraten sind, jeweils innerhalb dieses Umlaufs vom Jodsekret der Schilddrüse getötet, stärkere, virulente Keime geschwächt, und zwar mit jedem Siebzehnminutenturnus mehr und mehr, bis sie sterben. Dies geschieht nur, wenn die Schilddrüse über ihren normalen Jodvorrat verfügt. Trifft dies nicht zu, kann sie schädliche Keime nicht so vernichten, wie die Natur es vorgesehen hat.

Es steht fest, dass der Jodgehalt der Schilddrüse von demjenigen der Nahrung und des Wassers abhängt. Ist dieser gering, so wird die Drüse eines Stoffes beraubt, den sie haben muss, um ihre Arbeit zu leisten.

Wie die Volksmedizin uns lehrt, hat die Schilddrüse neben dem Töten schädlicher Keime aber auch noch andere Aufgaben zu erfüllen: Zu diesen gehört in erster Linie der Wiederaufbau von Energien, die wir zu unserer täglichen Arbeitsleistung brauchen. Es besteht ein ganz entschiedener Zusammenhang zwischen den Kräften, die ein Mensch besitzt, und seiner Aufnahme an Jod. Macht sich eine Erschöpfung dieser Kräfte bemerkbar, so erhebt sich deshalb erstens die Frage, ob das Landgebiet, in dem der betreffende Mensch wohnt, einen jodarmen Boden hat, zweitens – sofern dies der Fall ist –, ob dieser Mangel durch entsprechende zusätzliche Kost ausgeglichen wird. Wenn Kraft und Ausdauer bei der täglichen Arbeit nachlassen, muss die Frage der Jodversorgung unbedingt in Betracht gezogen werden.

Eine weitere Funktion des Jods ist es, den Körper zu beruhigen und nervöse Spannungen zu lösen. Solche Spannungen zeigen sich in erhöhter Reizbarkeit, Schlaflosigkeit, ständiger Unruhe – lauter Anzeichen, dass der Körper Jod braucht, um sich zu entspannen und zu beruhigen und Reserven für Notzeiten zu sammeln.

Die dritte Aufgabe des Jodes betrifft das klare Denken. Der Geist arbeitet einfach besser, wenn der Körper ausreichend mit Jod versorgt ist.

Ferner ist da noch das leidige Problem der unerwünschten Fettaufspeicherung. Jod ist einer der besten oxydierenden Katalysatoren. Ein Katalysator ist der Zünder, der das Feuer entfacht, das die Nahrung verbrennt, die wir täglich aufnehmen. Wird diese nicht richtig verbrannt, so kann sie sich als unerwünschtes Fett ansammeln.

Während nun die Schilddrüse aus dem Blute, das sie alle siebzehn Minuten durchfliesst, fleissig Jod aufspeichert, kann sie dieses auch wieder verlieren, wenn wir zum Beispiel gechlortes Wasser trinken oder zuviel Natriumchlorid, schlichter ausgedrückt: zuviel Salz brauchen.

Es gibt ein wohlbekanntes Verdrängungsgesetz der Halogene, zu denen die folgenden Elemente gehören:

Halogen	Atomgewicht
Fluor	19
Chlor	35,5
Brom	80
Jod	127

Die Aktivität dieser vier Halogene im Körper steht in umgekehrtem Verhältnis zu ihrem Atomgewicht. Das bedeutet, dass jedes von ihnen diejenigen anderen, die ein höheres Atomgewicht haben, verdrängen kann, nicht aber umgekehrt. So kann zum Beispiel Fluor sowohl Chlor als auch Brom und Jod verdrängen, weil sein Atomgewicht geringer ist als das dieser drei übrigen. Ebenso vermag Chlor Brom und Jod zu verdrängen, da beide ein höheres Atomgewicht haben, desgleichen Brom Jod. Das Umgekehrte ist jedoch unmöglich. Betrachtet man nun im Zusammenhang mit diesem chemischen Gesetz den Zusatz von Chlor zum Zwecke der Reinigung unseres Trinkwassers, so wird einem klar, dass dieses Wasser gesundheitsschädlich ist, nicht wegen der eventuell darin enthaltenen schädlichen Keime, sondern weil das Chlor einen Verlust an dem so notwendigen Jod bewirkt.

Was soll ein Mensch tun, der in einem jodarmen Landgebiet lebt, gechlortes Wasser trinkt, häufig krank ist, zu wenig Energie und Ausdauer hat, seine Gedanken nicht zu konzentrieren vermag, unerwünschtes Fett ansetzt? Wie kann er sich das Jod verschaffen, dessen sein Körper bedarf?

Auf dreierlei Art:

1. Indem er Nahrungsmittel isst, die sich als besonders jodreich erwiesen haben. Hierzu zählen beispielsweise alle Meeresprodukte, ferner Rettiche und Radieschen, Spargeln, Karotten, Tomaten, Spinat, Rhabarber, Kartoffeln, Erbsen, Erdbeeren, Pilze, Lattich, Bananen, Kohl, Eigelb und Zwiebeln.
2. Durch Bestreichen einer kleinen Körperfläche mit Jodtinktur
3. Durch Einnahme von Präparaten mit hohem Jodgehalt, einer Jodlösung zum Beispiel, die in jeder Apotheke erhältlich ist, oder Lebertran oder auch der bereits eingehend besprochenen Algentabletten.

Jodlösung ist kein teures Präparat. Im Jahre 1880 stellte der französische Arzt Lugol eine Lösung her, die 5 Prozent elementares Jod in einer zehnprozentigen Kaliumjodidlösung enthielt. Diese Lösung ist seither ständig in Gebrauch geblieben; jeder Apotheker weiss, wie sie zusammengesetzt ist. Wenn er keine Zeit hat, sie selber herzustellen, bezieht er sie von einer pharmazeutischen Engrosfirma. Sie ist in jeder Apotheke vorrätig.

Wenn es sich darum handelt, den Jodvorrat des Körpers zu erhalten, genügt es, an gewissen Wochentagen eine kleine Dosis davon zu nehmen. Bei Analysen des Mineralgehaltes werden im Körper nur Spuren von Jod gefunden. Zehn Tropfen Jod sind mehr, als der ganze Körper enthält. Je nach Gewicht sind ein bis zwei Tropfen Lugolscher Lösung ausreichend. Menschen, die maximal 70 Kilo wiegen, brauchen nur jeden Dienstag und Freitag zu irgendeiner Mahlzeit einen Tropfen, wer mehr wiegt, jeweils zwei Tropfen zu nehmen. Man darf nie vergessen, dass der Körper mit einem Minimum all der Stoffe auskommt, deren er bedarf. In Zeiten starker Zunahme von Krankheitsfällen im Wohngebiet empfiehlt es sich, die genannte Dosis jeden Montag, Mittwoch und Freitag, also dreimal wöchentlich, zu nehmen, damit Reserven aufgespeichert werden.

Wie nimmt man diese Tropfen ein? Nach den allgemein üblichen ärztlichen Anweisungen sollten sie auf nüchternen Magen, am besten zwanzig Minuten vor dem Essen, eingenommen werden.

Die Volksmedizin verordnet jedoch seit etlichen Jahren eine andere Form der Einnahme, die ich vorziehe. Sie ist bereits an anderer Stelle in diesem Buch erwähnt worden, ich möchte aber die Angaben hier wiederholen: einen Teelöffel Obstessig in ein Glas Wasser geben (wegen der sauren Reaktion), den Tropfenzähler senkrecht halten, damit ein maximal grosser Tropfen entsteht, einen Tropfen Lugolscher Lösung in das Wasser fallen lassen, umrühren und den Inhalt des Glases während der Mahlzeit langsam austrinken, etwa wie eine Tasse Kaffee oder Tee.

Was die zusätzliche Aufnahme von Jod betrifft, so habe ich im Laufe meiner Studien an Viehherden recht aufschlussreiche

Erfahrungen hinsichtlich der Beziehungen zwischen Wirtskörper und Mikroorganismen, Viren, Ungeziefer und anderen Parasiten gemacht.

Bei einer Herde wurden dem täglichen Zusatz von einem Deziliter Obstessig noch drei Tropfen Lugolscher Lösung beigegeben. Daraufhin brauchte der Tierarzt innerhalb von acht Monaten nur ein einziges Mal zu einer kranken Kuh gerufen zu werden. Bei einer anderen Herde hingegen, die keinen Jodzusatz erhielt, traten zahlreiche Krankheitsfälle auf, und im Laufe von acht Monaten musste mehrmals Penicillin gegeben werden, um schwerkranke Kühe zu retten.

Ich habe beobachtet, dass Läuse von der Haut der Kühe verschwinden, wenn diese Obstessig und Jod bekommen. Sie bleiben auch auf der Weide von Fliegen verschont, von denen die jungen, nicht mit diesen Zusätzen verpflegten Tiere gebissen werden.

Bei einer Herde, die von Abortseuche befallen war, einer Krankheit, die durch den in alkalischem Medium gedeihenden Bangschen Bazillus hervorgerufen wird, ansteckend ist und zu Fehlgeburten führt, hörten diese alsbald auf, wenn jeder Futterration ein Zusatz von drei Tropfen Lugolscher Jodlösung in einem halben Deziliter Obstessig beigegeben wurde.

Des weiteren beschäftigte ich mich auch mit dem Problem der Viehmaden. Diese sind Larven der Dasselfliege, die zwar weder sticht noch beisst, dem Vieh aber auf viel bösartigere Weise zusetzt und darum gefürchtet ist. Während der ersten sonnigen Frühlingstage legt sie ihre Eier an den Fersen der Kühe ab, und zwar immer in Reihen an einem einzigen Haar. Schon nach drei bis vier Tagen kriechen die Maden aus, bohren sich in die Haut ein und verursachen dort Jucken sowie ein Austreten von Serum, das die Fellhaare verfilzt. Die jungen Maden arbeiten sich dann zwischen den Muskeln allmählich herauf, gelangen nach einigen Monaten in die Körperhöhlen des Wirtstieres und graben sich weiter an den Wänden der Eingeweide und anderer innerer Organe entlang. Zu gewissen Zeiten finden sie sich in Mengen in der Speiseröhre zwischen Maul und Magen. Während der Herbst- und Wintermonate kommen sie nach und nach zum Rücken herauf, liegen hier dicht unter der Haut, in die jede Made ein Loch bohrt, um Luft zu haben, die sie jetzt braucht, und schliesslich zu entschlüpfen. In der Regel verweilen die Maden dreissig bis neunzig Tage unter der Rückenhaut, verlassen sie im Februar und März und fallen auf den Boden, wo sie sich verpuppen. Achtzehn bis achtzig Tage nachdem sie den Rücken der Rinder verlassen haben, entpuppen sich die fertigen Dasselfliegen und sind nach einer halben Stunde bereits paarungsfähig.

Mein Ziel war nun, diese Maden mit Hilfe von Obstessig und Jod zu vertreiben. Dies wäre, wenigstens für mich, ein untrüglicher Beweis, dass die kombinierte Anwendung dieser beiden Mittel den Körper für die Entwicklung und das Weiterbestehen von Mikroorganismen, Viren, Insekten und anderen Parasiten ungeeignet macht.

Dank der Behandlung wurden im Laufe eines Jahres auf den Rücken der fünfundvierzig Kühe einer Jersey-Herde nur zehn Maden gefunden. Für gewöhnlich sind solche Maden etwas dicker als ein Bleistift. Diese zehn hatten jedoch in den Körpern der Kühe einen so harten Kampf gegen Essig und Jod zu bestehen, dass sie kaum mehr den Umfang von Zahnstochern hatten. Im Zusammenhang mit stark jodhaltigem Futterzusatz konnte ich auch eine Abnahme von Bakterien in der Milch feststellen. Wurde die Jodzugabe eingestellt, nahm ihre Zahl zu, ging aber nach neuerlicher Fütterung mit zusätzlichem Jod wieder zurück.

Sehr interessant waren für mich Dr. William Westons Erfahrungen mit Rennpferden, durch die ich Einblick in die Wirkung von Jod in bezug auf Ausdauer gewann.

In der Gegend von Süd-Carolina, wo er lebt, befindet sich ein Winterquartier für etwa hundert Rennpferde. Eines Tages – zwei Jahre ehe ich ihn besuchte – kam der für die Tiere verantwortliche Mann zu ihm und sagte, eines der Pferde habe das Zeug dazu, das Kentucky-Derby zu gewinnen. Wenn er wüsste, womit er es füttern solle, damit es in guter Form bleibe, werde es die nächste Rennsaison sicherlich mit Glanz bestehen. Ob ihn der Herr Doktor beraten wolle?

Dr. Weston war gern dazu bereit und liess sich zunächst Proben sämtlicher Futtermittel, die für die Pferde gebraucht wurden, vorlegen. Diese Proben wurden dann im Laboratorium des Institutes für Nahrungsmittelforschung von Süd-Carolina untersucht. Nach Kenntnisnahme der Ergebnisse der Untersuchung empfahl Dr. Weston, dem betreffenden Pferd mehr Jod zu geben, das heisst seinem Futter besonders jodreiche Nahrungsmittel beizumengen. Sein Rat wurde befolgt, und das Pferd gewann in der nächsten Saison sämtliche Rennen, an denen es teilnahm.

Daraufhin luden zwei wohlhabende Rennstallbesitzer Dr. Weston zu sich ein, um mit ihm die Ernährung ihrer Pferde zu besprechen. Auch hier wurden fortan den Futterrationen besonders stark jodhaltige Nahrungsmittel beigegeben. Jedes Pferd, das solcherart ernährt worden war, gewann in der Folge alle Rennen, die es mitmachte. Ein klarer Beweis für den Zusammenhang zwischen Jod und Kraft und Ausdauer.

Später sandte mir Dr. Weston die Abschrift eines Briefes, den er vom Leiter des Instituts für Nahrungsmittelforschung von Süd-Carolina erhalten hatte. Er lautete wie folgt:

«Lieber Dr. Weston,

Wir stehen jetzt mitten in der Rennsaison, und ich möchte Ihnen nun einige unserer Beobachtungen in bezug auf die Pferde mitteilen, die in Süd-Carolina überwintert haben und mit Ihren im Lande gezogenen Futterpflanzen ernährt wurden.

Nach sechsjährigen Erfahrungen mit etlichen hundert Rennpferden sind wir mehr denn je überzeugt, dass Ihre jodhaltigen und mineralreichen Futtermittel für viele unserer Pferde geradezu die Rettung bedeuteten. Lassen Sie mich ein Beispiel anführen. Diesen Sommer brach unter den zu den New Yorker Rennplätzen transportierten Pferden eine Husten- und Influenzaepidemie aus, die sich wie ein Lauffeuer über sämtliche Ställe verbreitete. Alle altbekannten Vorbeugungs- und Heilmittel blieben erfolglos.

Wir stellten genaueste Untersuchungen an und fanden dabei heraus, dass keines der Pferde, die in Süd-Carolina überwintert hatten, erkrankt war. Natürlich sprach sich diese Sache herum und lenkte die Aufmerksamkeit vieler Leute auf Süd-Carolina, vor allem auf Ihre wertvollen Theorien und Entdeckungen.

Wir haben festgestellt, dass unsere Pferde, nachdem sie den Winter über in Süd-Carolina waren, gegen Hautkrankheiten, Rotz und andere ansteckende Seuchen nahezu immun sind, auch wenn sie dann irgendwohin verbracht werden, wo solche Krankheiten grassieren. Sie haben gesehen, wie schnell man erkrankte junge Pferde heilen kann. Wir sind der Ansicht, dass das Blut durch die Einwirkung des Jods in Ihren Futtermitteln und im Wasser so gereinigt wird, dass alle üblichen Infektionen daraus verschwinden, und dass das ganze Körpersystem dadurch so gestärkt wird, dass es imstande ist, allem Abwehr zu leisten, ausgenommen direkten Infektionen durch offene Wunden. Vor einigen Jahren noch galt der als guter Trainer, der seine Pferde wohlgenährt und von Muskeln strotzend ins Rennen führte. Das wirklich Entscheidende für ein gutes Rennpferd aber ist die Beschaffenheit dieser Muskeln, ist der Gehalt des Blutes, das sie durchströmt.

In Anerkennung Ihrer Verdienste um das Wohl unserer Pferde und alles dessen, was wir dank Ihrer Arbeit gelernt haben, sowie in der Hoffnung, dass Sie Zeit dazu finden werden, laden wir Sie ein, in der kommenden Saison wieder eine möglichst lange Zeit auf unseren Ländereien zu verbringen und weitere Versuche bei uns durchzuführen.»

Da ich wissen wollte, ob der Instinkt die Kühe dazu treibt, jodreiches Futter zu fressen, richtete der Besitzer einer gemischtrassigen Herde von fünfundzwanzig Tieren, an denen ich zuvor schon Studien gemacht hatte, für mich eine besondere Futterstation auf dem Weg zum Scheunenhof ein. Sie war mit einem Schutzdach versehen und hatte vier Abteile. In dem ersten befand sich ein öffentlich angepriesener Futterzusatz, der Jod und andere Mineralien in anorganischer Form enthielt; im zweiten war Knochenmehl, im dritten ein Futterzusatz aus Algen, der alle Mineralien in organischer Form enthielt, im vierten Salz.

Wir stellten uns in der Nähe auf, um zu sehen, was sich abspielen würde, wenn die Kühe zum erstenmal an dieser Futterstation vorbeikamen.

Jede Kuh beschnüffelte jedes Abteil. Von dem ersten gingen sie weiter, ohne den aus anorganischen Mineralien hergestellten Zusatz anzurühren. Einige kosteten ein wenig Knochenmehl, manche nahmen etwas Salz. Wo sie aber alle hindrängten, das war das Abteil mit den Algen, die, wie wir wissen, mehr Jod enthalten als irgendein anderes Gewächs. Wir konnten gar nicht schnell genug für Nachschub sorgen, so gierig verschlangen sie das Zeug. Somit war es für uns also klar erwiesen: Kühe lieben Jod, und zwar in organischer, also natürlicher Form. Hernach bot ich auch noch zwei Jersey-Zuchtstieren Algen an. Sie frassen sie eilends und bettelten um mehr.

Einer meiner Freunde widmet sich aus Liebhaberei der Aufzucht von Jagdhunden. Es sind Spaniels, und wenn er sie zur Jagd abgerichtet hat, verkauft er sie.

Nachdem er am eigenen Körper mit Obstessig äusserst günstige Erfahrungen in bezug auf Gesundheit und Ausdauer gemacht hatte, fragte er mich, ob er bei seinen Hunden nicht auch einen Versuch damit machen solle. Er fand, dass die Tiere beim Jagen zu schnell ermüdeten. Wir beschlossen, folgende Methode anzuwenden: Fand keine Jagd statt, so wurde jedem Hund einmal am Tage ein Esslöffel Obstessig ins Futter gegeben; gingen sie auf die Jagd, so bekamen sie dasselbe Quantum zweimal am Tage. Nach dreijähriger Anwendung dieser Methode gelangte mein Freund zu den nachstehenden Ergebnissen:

Wenn man einem Jagdhund 1. an jagdfreien Tagen einmal, 2. an Jagdtagen zweimal täglich einen Esslöffel Obstessig ins Futter gibt, 3. während der Jagd einen Esslöffel davon ins Wasser tut, so oft er zu trinken bekommt, 4. einen Esslöffel reinen Obstessig verabreicht, falls er durstig und kein Wasser vorhanden ist, so macht man folgende Erfahrungen:

1. Ein Jagdhund, der Obstessig erhält, ermüdet nicht leicht. Hunde, die diesen nicht erhalten, bleiben durchschnittlich drei bis vier Stunden jagdtauglich. Nach Verabreichung von Obstessig vermögen sie acht bis zehn Stunden ausdauernd zu

jagen. Obstessig steigert also ohne Zweifel die Ausdauer eines Jagdhundes.

2. Ein Jagdhund, der Obstessig erhält, ist imstande, für vier Jäger zugleich jeden abgeschossenen Vogel zu suchen und zu apportieren.
3. Ein Jagdhund, der Obstessig erhält, gerät während des Jagens nie ausser Atem –
4. bleibt bei gutem Appetit und frisst alles Futter, das ihm vorgesetzt wird –
5. verliert während des Jagens nicht an Gewicht.

Da wir also wissen, welche leistungssteigernde Wirkung Jod auf Rennpferde und Jagdhunde ausübt, wollen wir nun sehen, wieweit dies auch – in gesundheitlicher Hinsicht – für den im Wirtschaftsleben tätigen Menschen gilt.

Morgens nach dem Aufstehen trinkt er während des Ankleidens ein Glas Wasser, dem er einen Teelöffel Obstessig beigemengt hat. Was erwartet er davon?

Dass Säuren das Blut verdünnen, wusste man schon zu jenen Zeiten, als der Aderlass noch ein weitverbreiteter ärztlicher Brauch war. Die Milch gesunder Kühe hat eine leicht saure Reaktion. Wird diese alkalisch, so verdickt sich die Milch, bekommt aber ihre normal flüssige Beschaffenheit wieder, wenn der Kuh morgens und abends aus einer Flasche zwei Deziliter Obstessig mit zwei Deziliter Wasser eingeflösst werden.

Es gibt noch andere Beispiele, die dieses Prinzip veranschaulichen, aber diese mögen hier genügen. Kein vielbeschäftigter Mensch will, dass sein Blut zu dicker Suppe wird. Er begreift, dass es dünnflüssig bleiben muss, um mühelos durch den Körper zu kreisen und dem Herzen, das bei jedem Schlag Blut pumpt, die Arbeit zu erleichtern.

Zum Frühstück nimmt er deshalb weder Weizenprodukte noch weissen Zucker, Zitrusfrüchte oder deren Saft, weil diese Dinge bei den meisten Menschen die Wirkung haben, dass sich die normal saure Urinreaktion in eine alkalische verwandelt. Diese aber ist ein Zeichen dafür, dass das Blut dicker ist, als es sein sollte, dass es also nicht leicht zirkuliert und vom Herzen eine zu grosse Anstrengung erfordert. Um solches zu vermeiden, isst der kluge Mensch also Roggen- und Maisprodukte, nimmt Honig anstelle von weissem Zucker und trinkt nach Belieben Apfel-, Trauben- oder Preiselbeersaft.

Als Mittagstrank mischt er sich zwei Teelöffel Obstessig und zwei Teelöffel Honig in einem Glas Wasser. Auf diese Weise erhält er die Säure, die Früchte, Blätter und Wurzeln dem Boden entnommen haben, sowie die Kraft der Sonne, die der Honig birgt. Dieser Trank ist ein vorzügliches Stärkungsmittel, das vor der Mahlzeit, während derselben oder nachher genommen werden kann.

Wenn ein Mensch sich auf einen besonders arbeitsreichen Tag gefasst machen muss, so wechselt seine Urinreaktion von der sauren zur alkalischen Seite hinüber. Es ist deshalb nicht ratsam, zum Frühstück Dinge zu essen, die dieses Hinüberwechseln sozusagen noch verdoppeln. Darum lässt er am besten alles weg, was aus Weizen besteht, desgleichen weissen Zucker und Zitrusfrüchte. Er wird dann abends, wenn er heimkommt, geistig und körperlich um so weniger müde sein.

Zum Abendessen – vielleicht auch kurz vorher als Aperitif – nimmt er wieder die gleiche Mischung aus Essig und Honig in Wasser. Sehr zweckmässig ist es, das Mahl mit einem grünen Blattsalat zu beginnen, um die in den Blättern angesammelte Säure des Erdbodens und Kraft der Sonne recht auszunützen.

War der Tag sehr anstrengend und aufregend, so empfiehlt es sich, Fische oder andere Meeresprodukte zu essen, weil sie Jod und Kalium enthalten, also beruhigend auf die Nerven wirken.

Rind-, Lamm- oder Schweinefleisch sollte möglichst nur zweimal in der Woche gegessen werden, am besten an den weniger arbeitsreichen Tagen, weil Fleisch den Körper in eine kampfbereite, also erregbare Verfassung versetzt, in die man nicht durch Nahrung geraten möchte. Es gilt zu bedenken, dass es die inneren Organe – Leber usw. – sind, die den Tieren als Vorratskammern für Notzeiten dienen. Darum ist es gut, einmal wöchentlich Leber oder Leberwurst zu essen.

Beachtet man die genannten Vorschriften, so kann man allmählich seinen Speisezettel so zusammenstellen, dass er einen Ausgleich für den starken Kräfteverbrauch bildet.

Nehmen wir an, du befolgst getreulich alle obigen Ratschläge, findest aber dennoch, dass du den privaten und beruflichen Anforderungen zeitweilig nicht mehr gewachsen bist. In diesem Falle solltest du zum Frühstück ein Glas Apfel- oder Traubensaft – oder auch Obstessigwasser – mit einem Tropfen Lugolscher Jodlösung trinken. Das darin enthaltene Kalium sperrt gewissermassen jenen Mechanismus ab, der den Körper in eine aggressive Verfassung versetzt, die ihn daran hindert, sich zu entspannen. Jod aber setzt den Mechanismus in Gang, der ihn zu Ruhe und Frieden befähigt und zum Aufbauen und Speichern von Reserven. Wenn du merkst, dass du unter einem Druck arbeitest, nimm täglich deine Dosis Lugolsche Lösung, bis dieser Druck nicht mehr vorhanden ist. Sollte es geschehen, dass dein Körper mit Jod übersättigt wird, so macht sich dies durch stärkere Feuchtigkeit in der Nase spürbar. Du musst dann die Jodeinnahme so lange unterbrechen, bis die Nase wieder normal ist.

Wenn du auf dich achtgibst, wirst du bald wissen, wann du Jod nötig hast. Bringt dir der nächtliche Schlaf am andern Morgen nicht mehr die Frische, die du sonst hattest, so überlege, ob dir nicht Jod nottut. Sobald du einmal weisst, wann und wie du es gebrauchen musst, wird es dir deine Schwungkraft stets wiedergeben und deine Gesundheit erhalten.

XII Rizinusöl und Getreideöl

Behandlung von Warzen und Leberflecken – Hautreizungen – Hämorrhoiden – Wie man brüchigem und widerspenstigem Haar wieder zu Glanz und Weichheit verhilft

Man kann nicht Volksmedizin studieren, ohne sich über kurz oder lang mit der vielseitigen therapeutischen Verwendbarkeit des Rizinusöls zu befassen. Dabei denke ich weniger an seine wohlbekannte abführende Wirkung als an diejenige, die es auf die Haut und die unter ihr liegenden Gewebe ausübt.

Auf die äusserliche Anwendung wurde ich erst aufmerksam, als mir ein vielbeschäftigter Landarzt erzählte, dass er Warzen mit Hilfe von Rizinusöl entferne. Daraufhin fing ich an, mich für die mannigfachen, in der Volksmedizin gebräuchlichen Anwendungen von Rizinusöl zu interessieren, unter denen ich die folgenden aufzähle:

1. Zur Entfernung von Warzen werden diese morgens und abends ordentlich mit Rizinusöl eingerieben (etwa zwanzigmal reiben!), damit es gut eindringt.
2. Auch zur Behandlung von Hautgeschwüren ist Rizinusöl vorzüglich geeignet.
3. Ältere Frauen, die sich auf Hebammendienste verstehen, pflegen den Neugeborenen Rizinusöl auf den Nabel zu streichen, sofern sich dort aus irgendeinem Grunde Verheilungsschwierigkeiten zeigen.
4. Um das Fliessen der Milch zu fördern, werden die Brüste mit Rizinusöl eingerieben.
5. Bei Rötung und Reizung der Augen schafft es Erleichterung, wenn man einen Tropfen Rizinusöl einträufelt.
6. Wenn der Haarwuchs bei kleinen Kindern zu wünschen übriglässt, sollte die Kopfhaut zweimal wöchentlich vor dem Schlafengehen mit Rizinusöl eingerieben werden. Dieses bleibt über Nacht und wird am andern Morgen ausgewaschen. Hat sich der gewünschte Erfolg eingestellt, so genügt

es zur weiteren Pflege von Haar und Kopfhaut, die genannte Behandlung ein- bis zweimal monatlich vorzunehmen.

7. Streicht man dreimal wöchentlich Rizinusöl auf die Augenwimpern, so werden diese dichter und länger. Das gleiche gilt für die Augenbrauen.
8. Rizinusöl hat sich als gutes Mittel gegen entzündliche Reizungen der Augen bewährt, wie sie häufig bei Jagdhunden vorkommen, die viel durch hohes Gras laufen.
9. Bei Erkältungen, die sich in der Brust festsetzen, und bei Bronchialkatarrhen ist eine Mischung von zwei Esslöffeln Rizinusöl und einem Esslöffel Terpentin zu empfehlen. Das Öl wird zunächst erwärmt, das Terpentin dann beigefügt. Die Brust wird mit dieser Mischung leicht eingerieben, danach mit warmen Tüchern zugedeckt. In leichteren Fällen ist dies nur abends vor dem Einschlafen, in schwereren dreimal am Tage zu machen.
10. In vielen unserer Farmhäuser steht immer eine Flasche Rizinusöl bereit. Bei leichteren Verletzungen, wie Schnittwunden, Hautabschürfungen und dergleichen, wird es vorsichtig mit einer Feder aufgetragen.
11. Hämorrhoiden, die ausserhalb des Afters auftreten, werden durch Rizinusöl erweicht, so dass die wieder zurücktreten können.
12. Wer seine Füsse stark beansprucht, sollte sie zweimal wöchentlich abends vor dem Schlafengehen mit Rizinusöl einreiben, Socken darüberziehen und diese nachts anbehalten. Am andern Morgen ist die Fusshaut sammetweich und das Gefühl von Wundheit und Ermüdung verschwunden. Auf die gleiche Weise werden Hühneraugen und harte Haut erweicht. Zur Entfernung weicher Hühneraugen ist Rizinusöl eines der besten Mittel.

Nachdem ich mich mit diesen verschiedenen Anwendungsformen des Rizinusöls vertraut gemacht hatte, probierte ich es selber praktisch aus. Nachstehend einige meiner Erfahrungen.

Einer meiner Patienten, ein vierundsechzigjähriger Rechtsanwalt, hatte aussen am rechten Nasenloch eine Warze. Auf meinen Rat rieb er sie morgens und abends tüchtig mit Rizinusöl ein. Nach drei Wochen war die Warze verschwunden.

Als ich die Brille einer Patientin prüfte, bemerkte ich, dass die Frau am äusseren Ende der linken Augenbraue eine drei Millimeter dicke Warze hatte. Ich fragte sie, wie lange sie dieses Ding schon habe. Seit drei Monaten, sagte sie. Darauf empfahl ich ihr, dreimal am Tage – so etwa um die Stunde der Mahlzeiten – Rizinusöl einzureiben, und bat sie, mich auf dem laufenden zu halten. Nach sechs Wochen war die Warze ganz verschwunden.

Eine andere Frau – neunundvierzig Jahre alt – hatte, wie sie mir sagte, schon seit mindestens zehn Jahren an der rechten Wange eine störende Warze, die so gross war, dass das Handtuch beim Abtrocknen des Gesichts häufig daran hängenblieb. Ich nahm eine Messung vor und fand, dass die Warze einen Durchmesser von sechs Millimetern hatte und fünf Millimeter hoch war. Nach zweiwöchiger Behandlung mit Rizinusöl war sie bereits so weit zurückgegangen, dass das Handtuch nicht mehr daran hängenblieb. Nach Ablauf eines Monats hatte sie nur mehr vier Millimeter Durchmesser und drei Millimeter Höhe.

Eine verheiratete junge Frau von dreissig Jahren war durch ein braunes Muttermal mitten auf der rechten Wange entstellt. Es hatte etwa die Grösse eines kleinen Fingernagels und war so dunkel, dass es trotz Schminke oder Puder stets sichtbar blieb. Sie hatte dieses Mal seit jeher gehabt, solange sie zurückdenken konnte. Ich gab ihr den Rat, es einmal mit Rizinusöl zu versuchen, das ihr vielleicht helfen würde. Die Frau rieb nun jeden Abend, nachdem sie ihr Gesicht vom Make-up gereinigt hatte, das Mal gründlich mit Rizinusöl ein und tupfte hernach den Überschuss ab, ehe sie zu Bett ging. Schon gegen Ende der ersten Woche bemerkte sie, dass die Farbe des Mals zu verblassen begann. Nach drei Wochen war die braune Färbung gänzlich gewichen. Die Stelle war zwar noch an einer gewissen kahlen Glätte zu erkennen, zeigte aber dieselbe Farbe wie die übrige Gesichtshaut.

Nach diesen und ähnlichen Erfolgen interessierte es mich, ob Rizinusöl die gleiche günstige Wirkung auf die sogenannten

Leberflecken haben würde, die auf Gesicht und Händen alternder Menschen erscheinen. Ich fand, dass einer meiner Patienten auf jeder Hand ein gutes Dutzend solcher Flecke hatte, und schlug ihm vor, jeden Morgen und Abend Rizinusöl daraufzustreichen und gut einzureiben. Der Mann war gern dazu bereit, da er die hässlichen Flecke loswerden wollte. Nach einem Monat war auf seinen Händen kein einziger Fleck mehr zu erkennen. Hätte ich sie vordem nicht selber gesehen, so hätte ich nie geglaubt, dass sie jemals da waren.

Ich dehnte nun meine Studien auch auf die Anwendungsmöglichkeiten von Getreideölen aus, vornehmlich von Öl, das aus den reifen Maiskörnern gewonnen wird. Es wird zwar ursprünglich nur für den Küchengebrauch hergestellt, besitzt aber auch medizinisch wertvolle Eigenschaften. Überdies hat es den Vorzug, dass es nicht teuer, angenehm zum Einnehmen und fast ohne Geschmack ist.

Maisöle sind gute Säurespender. Nachstehend die Analyse eines solchen Öls (Berechnung jeder Säure auf der Basis absolut reinen Fettes):

	Prozent
Linolensäure	1,85
Linolsäure	38,24
Ölsäure	42,78
Palmitinsäure	7,56
Stearinsäure	4,82
Arachidsäure	0,22
Lignocerinsäure	Spuren

Maisöl habe ich in folgenden Fällen verordnet:

Zusätzlich zur Unterstützung der früher beschriebenen Behandlung: Je ein Esslöffel Maisöl zu einer oder allen drei Hauptmahlzeiten bei Heuschnupfen, Asthma, Migräne, weil es durch seine Einwirkung auf körperchemische Vorgänge dazu beiträgt, die Urinreaktion sauer zu halten.

Schuppenartige, körnige Ränder an den Augenlidern verschwinden im allgemeinen im Laufe eines Monats, wenn zum

Frühstück und zum Abendessen je ein Esslöffel Maisöl eingenommen wird. Durch dieselbe Behandlung lassen sich auch trockene, schuppenartige Hautausschläge oftmals schon in ein bis zwei Monaten wegbringen. Äusserlich zum Reinigen solcher Ausschläge verwendet, entfernt das Öl die Schuppen und macht die Haut weich und schmiegsam.

Ebenso hat sich Maisöl (ein Esslöffel zu einer oder allen drei Mahlzeiten) als sehr wirksam erwiesen bei angioneurotischen (Gefässnerven-) Ödemen, die sich durch plötzliche Schwellungen an den Lippen, an einer Gesichtshälfte, an der Stirn kennzeichnen. Nach Einnahme von Maisöl pflegen solche Schwellungen im allgemeinen alsbald zurückzugehen.

Wie mir Patienten bestätigen, wirkt das Einnehmen von Maisöl auch äusserst günstig auf Haar und Kopfhaut. Regelmässig zum Frühstück wie zum Abendessen genommen, verleiht es brüchig und widerspenstig gewordenem Haar wieder Glanz und Weichheit. Auch Schuppen verschwinden auf diese Weise.

Ausserdem eignet sich das Öl vorzüglich zur Haarwäsche. Hier die Gebrauchsanweisung: Das Öl anwärmen und die Kopfhaut gründlich damit massieren; ein Handtuch in heisses Wasser tauchen, gut ausdrücken und um den Kopf wickeln; dies sechsmal wiederholen; das Haar mit milder Seife (Milchseife) waschen. Es wird danach so glänzend, dass es förmlich leuchtet. Mehr als einmal sind Mütter mit ihren Kindern zu mir gekommen, bloss um mir zu zeigen, wie wunderbar weich und glänzend das Haar der Kleinen nach so einer Ölwäsche geworden war.

Alles in allem bin ich durch meine diesbezüglichen Erfahrungen zu der festen Überzeugung gelangt, dass der ausgiebige Gebrauch, den die Volksmedizin von Öl macht, seine sehr triftigen tieferen Gründe haben muss. Immer wieder werden wir daran gemahnt, dass alle Volksmedizin auf den stets greifbaren Schutz- und Heilkräften der Natur beruht.

XIII Zusammenfassende Betrachtungen über die Volksmedizin

Wie verhält man sich gegenüber Witterungseinflüssen?

Vor einigen Jahren brachte mir eine hochbetagte Patientin, ein altes Fräulein, ein im Jahre 1824 erschienenes Buch. «Ich bin die letzte meiner Familie», sagte sie. «Dies wird niemandem nütze sein, wenn ich einmal nicht mehr da bin, und so möchte ich es Ihnen schenken.» Der Titel des Buches hiess: «Der amerikanische Botaniker und Hausarzt». Es handelte von der medizinischen Bedeutung mineralischer, animalischer und vegetabilischer Elemente der Natur und ihrer Anwendung in der praktischen Medizin und Chirurgie.

Wenn ich auf meine Studien und Experimente zurückblicke, so stelle ich mir die Frage: Wie weit ist es der Volksmedizin gelungen, die gesundheitlichen Probleme der Menschen zu lösen?

In Anbetracht des überaus veränderlichen Wetters, das bei uns herrscht, pflegt das erste, worauf die Vermonter Volksmedizin schaut, wenn jemand erkrankt, die Wetterlage zu sein. Sobald die Aussentemperatur sinkt, wird die Blutreaktion alkalischer, die Nebennieren werden aktiver, der Blutdruck steigt. Und da das Blut alkalischer wird, verändert sich der chemische Zustand der Gewebe. Bei vorübergehendem Ansteigen der Temeperatur verhält es sich umgekehrt: das Blut wird weniger alkalisch, die Aktivität der Nebennieren lässt nach, der Blutdruck sinkt und der chemische Zustand der Gewebe verändert sich wiederum dementsprechend.

Wie kann nun nach den Lehren der Volksmedizin der Körper gegen die allzuhäufigen und belastenden Einflüsse des Wetterwechsels geschützt werden? Grundsätzlich dadurch, dass man seine Reaktion sauer hält. Wie lässt sich dies durchführen? Durch tägliche Einnahme von Säure, deren jeweilige Menge sich nach der herrschenden Kälte richtet. Welche Säure stellt ein ideales Mittel zu diesem Zweck dar? Obstessig, genauer gesagt

Apfelmostessig, der aus ganzen Äpfeln hergestellt ist und alle erforderlichen Elemente in idealer Form vereint. Wie nimmt man ihn am besten? Indem man ein- bis zweimal am Tage einen oder mehrere Teelöffel davon in einem Glas Wasser trinkt.

Nach Feststellung der Witterungseinflüsse wendet sich die Volksmedizin als nächstes der Umwelt des Erkrankten zu. Kalium ist für das Nervensystem, was Kalzium für die Knochen ist. Ein Mangel an Kalium kann durch Zugabe eines Tropfens Lugolscher Lösung zur täglichen Obstessigration behoben werden. So wird der körperliche Bedarf an Jod und Kalium gedeckt.

Ein Merkmal körperlicher Störung durch Umwelteinflüsse ist das Gefühl eines klingenden, summenden, zischenden Geräusches in einem oder beiden Ohren. Ein unangenehmer Zustand dieser Art lässt sich durch die obgenannten Mittel lösen.

«Umweltfaktoren» sind kein leeres Geschwätz. Man kann sie mit den Instrumenten eines Orchesters vergleichen. Jedes Instrument erzeugt Musik, hat aber seinen ganz besonderen eigenen Klang. Und alle machen Musik, indem sie Noten spielen. Auf das körperliche Wohlbefinden übt jeder Faktor seine besondere eigene Wirkung aus. Wie bei den Instrumenten des Orchesters ist es das Zusammenspiel aller auf den Körper einwirkenden Umweltfaktoren, das in seinem Befinden Wohlklang oder Missklang erzeugt.

Nach dem Wetter und der Umwelt ist es die Ernährung, der die Volksmedizin ihre Aufmerksamkeit schenkt. Denn unser «menschliches Haus» wird, so lehrt sie, aus der Nahrung, die wir essen, den Flüssigkeiten, die wir trinken, der Luft, die wir atmen, erbaut und erneuert. Da der dominierende Volkstypus eines Menschen eine wichtige Rolle spielt, sollte jeder nach Möglichkeit die seinem Typ gemässe Kost essen. Jedes Volk hat im Laufe der vergangenen Jahrhunderte seine eigene, ihm angemessene Ernährungsweise entwickelt. Diese wiederum hat einen Körpertypus gebildet, dessen Bedürfnissen eben diese Ernährung am besten entspricht.

Nachdem Wetterlage, Umwelt und Ernährung eingehend geprüft worden sind, lenkt die Volksmedizin nun ihr Augenmerk auf den ewigen Kampf zwischen Körperzellen und schädlichen Mikroorganismen. Es mag schwerfallen, sich nach dem Gesundheitsplan der Natur zu richten, solange man ihn nicht kennt. Weiss man aber einmal, dass schädliche Mikroben auf alkalischem Boden gedeihen und dass die Natur rings um uns freigebig Säuren austeilt in Früchten, essbaren Blättern und Wurzeln, so begreift man auch, wie nötig es ist, den Körper durch genügende Aufnahme von Säure davor zu bewahren, zu einem Nährboden für Krankheitskeime zu werden.

Wir hegen wohl allesamt den gleichen Wunsch, immerwährend gesund und frisch und leistungsfähig zu bleiben, damit unser Wirken erspriesslich sei, in der Arbeit wie im Vergnügen. Ich kann dir die Zusicherung geben, dass du, wenn du dem vorgezeichneten Wege folgst, bis in deinen späten Lebensabend bei guter Verdauung, guter Sehkraft, gutem Gehör und guten körperlichen wie geistigen Kräften bleiben wirst.

Wir neigen zu der Annahme, dass wir eine Menge über den Körper wissen und durchaus verstehen, wie er in bester Verfassung zu halten ist. Bis zu einem gewissen Grade trifft das auch zu. Aber wir sind noch weit davon entfernt, so viel zu wissen, wie wir könnten. Ich habe viele Jahre des Studiums gebraucht, bis ich die Volksmedizin und die ihr zugrunde liegenden Gedankengänge und Folgerungen verstehen lernte. In mancher Hinsicht mag man sie wohl als eine altmodische Medizin bezeichnen. Sicher wird sie schon lange praktiziert. Sie ist in erster Linie präventiv. Ihre Anfänge gehen weit zurück in jene Zeiten primitiven Lebens, als Menschen und Tiere ständig auf der Wanderschaft waren und einfach keine Zeit hatten, krank zu sein.

Die Zivilisation hat uns mit ihren Anforderungen und Belastungen auch viele neuartige Gebrechen und Krankheiten gebracht. Die grundlegenden Prinzipien der Volksmedizin aber helfen uns auch bei diesen nach wie vor, unser ärztliches Wissen zu erweitern. Denn die Zivilisation hat weder neue physiologische und biochemische Gesetze geschaffen noch an den alten etwas verbessert. Die Natur hat von Anbeginn für alles gesorgt und unserem Körper ein ideales Gleichgewicht zugedacht.

Krankheit ist eine Frage der Wiederherstellung dieses Gleichgewichtes, das bewusst oder unbewusst gestört worden ist. Sie ist das Wegzeichen, das uns sagt, dass wir von der Hauptstrasse abgewichen sind, die uns die Natur vorgezeichnet hat.

Nachdem mich meine ärztliche Ausbildung in das Wesen und die Methoden der klassischen Schulmedizin eingeführt hatte, war ich begierig, möglichst viel von dem weiten Wissen und den reichen Erfahrungen der Vermonter Volksmedizin zu erfassen. Ich setzte meinen Studien und Forschungen bestimmte Ziele. Dabei lässt sich in vieler Hinsicht kaum eine Gegend denken, in der das Studieren und Probieren so beschwerlich ist wie gerade hier in Vermont. Ich bin aber der Ansicht, dass Massnahmen, die sich unter den hiesigen harten Bedingungen erfolgreich erwiesen, anderswo noch viel besser wirken sollten, wo das Klima weniger rauh und launenhaft ist.

Am Ende meiner Studien und Forschungen angelangt, überblicke ich sie nun aus gemessener Distanz – und verfolge mit Interesse, was sie weiterhin ergeben.

Anhang A

Was man an Tieren feststellte
Vergleiche zwischen der Nahrung von Mensch und Tier
Untersuchungen über den Bakteriengehalt der Milch

Hühner, denen man Obstessig ins Trinkwasser gibt, wachsen schneller, bekommen rascher ihr volles Federkleid, sind widerstandsfähiger und werden grösser; Kücken sind nach drei Wochen vollständig befiedert und beginnen bereits Schwanzfedern zu entwickeln. Solcherart behandeltes Geflügel setzt mehr Fleisch an, das aber nicht fett ist und beim Kochen schön füllig wird.

Ich teilte meine diesbezüglichen Erfahrungen einem befreundeten Kollegen mit, der sich in seiner Freizeit mit Truthühnerzucht befasst. Die Sache interessierte ihn, und er beschloss, dem Trinkwasser seiner Truthühner ebenfalls Obstessig beizumengen. Später berichtete er mir, das Fleisch der Vögel sei dank dieser Beigabe noch zarter geworden als zuvor und das Mark ihrer Knochen röter, was auf eine bessere Bildung von roten Blutkörperchen hindeute.

Nerze sind Raubtiere, also Fleischfresser. Auf einer Pelztierfarm, wo ich Studien trieb, wurden die Tiere einmal am Tage gefüttert. Der gesamte Tierbestand umfasste 1200 Weibchen und 300 Männchen. Die Paarungszeit war im März. In der Folge wurden jedes Jahr rund 3500 kleine Nerzmarder geboren. Nerze sind nach drei Monaten ausgewachsen. Im November und Dezember werden sie getötet und die Felle in den Handel gebracht.

Wir machten nun die Erfahrung, dass der Proteingehalt des für diese Tiere bestimmten Futters 11 Prozent nicht übersteigen sollte. Als er auf 20 Prozent erhöht wurde, begannen die Tiere einzugehen. Die Autopsie zeigte, dass ihre Blase voller Steine war. Die Steine wurden zur Analyse in ein Laboratorium geschickt. Der von dort erhaltene Bericht besagte, dass es sich um Uratsteine (Harnsäure) handelte und dass die Ursache der vierzig auf diese Art erlittenen Todesfälle unter den Nerzen ein Übermass an Eiweißstoffen in der Nahrung war. Als der Proteingehalt des Futters wieder auf 11 Prozent herabgesetzt wurde, ging keines der Tiere mehr an Steinen zugrunde. Eine Tatsache, die den Schluss nahelegt, dass auch beim Menschen zwischen einer stark proteinhaltigen Ernährung und der Bildung von Steinen in Nieren und Blase ein Zusammenhang besteht.

Nerze leiden häufig an schweren schwindelartigen Gleichgewichtsstörungen, die man als «Ménièresches Syndrom» bezeichnet. Sie laufen dann taumelnd im Kreise herum, drehen sich um sich selbst, schnappen nach ihrer Schwanzspitze und beissen sich daran fest in dem Bemühen, irgendeinen Halt zu gewinnen. Dauert der Zustand an, so beissen sie immer wieder, bis sie schliesslich den ganzen 25 cm langen Schwanz abgenagt haben. Passiert dies bei einem Männchen, so wird es für die Aufzucht untauglich, weil es sich zur Paarungsstellung mit einem Weibchen seines Schwanzes als Stütze bedienen muss. Aus den Fachzeitschriften über Nerze, die ich gelesen habe, geht eindeutig hervor, dass die geschilderten Gleichgewichtsstörungen auf einen zu hohen Proteingehalt des Futters zurückzuführen sind. In freier Wildnis lebende Nerze pflegen Beeren und Blätter mit saurer Reaktion zu fressen und auf diese Weise an Säure aufzunehmen, was sie brauchen.

Ich schlug dem Besitzer der Nerzfarm vor, jedem Tier, bei dem sich eine Neigung zu derartigen Schwindelanfällen zeigte, einen Viertellöffel Obstessig ins Futter zu geben. Nerze mit gedeckter getöntem, sogenanntem pastellfarbenem Pelz schienen besonders anfällig zu sein. Sie haben auch die Eigenheit, den Kopf etwas zur Seite geneigt zu tragen, so dass ein Ohr höher liegt als das andere. Soviel ich weiss, gibt es dafür keine Erklärung.

Einige von den pastellfarbigen Nerzen wurden zu Zuchtzwecken verkauft. Die neuen Besitzer fügten dem Futter keinen Obstessig bei, worauf die Taumel- und Drehzustände wieder auftraten. Dies bestärkte mich in der Ansicht, dass stark proteinhaltigem Tierfutter eine Säure beigegeben werden muss, um Gleichgewichtsstörungen im Körper zu verhüten.

Während meiner Studien an einer Ziegenherde entwickelte diese Kobaltmangelerscheinungen. Kobalt ist ein Spurenmineral. Nie zuvor war mir zum Bewusstsein gekommen, in welchem Masse der Körper durch das Fehlen eines einzigen Spurenminerals geschädigt werden kann, auch wenn die erforderliche Menge so verschwindend klein ist, dass man sie kaum bemerkt. Die nachstehenden Beobachtungen zeigen, wie wichtig solche Spurenmineralien für den ordnungsgemässen Ablauf der Körpervorgänge sind:

1. Im Februar wies eine der Ziegen am Körper Schuppen auf. Man fragte mich, was mit ihr los sei. Ich wusste es nicht.
2. Die Ziegen begannen launisch mit dem Fressen zu werden. An einem Tage frassen sie gut, am nächsten hatten sie keinen rechten Appetit, am folgenden schmeckte ihnen das Futter wieder.
3. Das Haarkleid der Tiere veränderte sich. Es verlor seinen Glanz, die Haare wurden brüchig und begannen auszufallen.
4. Anstatt nach einmaliger Paarung mit einem Bock trächtig zu werden, wie es sonst bei diesen Ziegen der Fall war, mussten sie zu drei verschiedenen Malen gedeckt werden.

Es traten auch noch weitere merkwürdige Symptome auf. Schliesslich starben siebzehn Ziegen an unerklärlichen Beschwerden. Der herbeigerufene Tierarzt vermochte keine Diagnose zu stellen. Darauf wurde der Ernährungsspezialist einer grossen Futtermittelfirma um Rat gefragt. Er kam auf die Ziegenfarm und stellte Kobaltmangel fest. Auch Dr. Wallter, Tierarzt und Lehrer am Landwirtschaftlichen Institut, wurde zugezogen. Er bestätigte die Diagnose, dass die Ursache des Hinsiechens der Ziegen Kobaltmangel war.

Es braucht vier Jahre fortgesetzter Fütterung mit kobaltloser Nahrung, bis sich bei Ziegen Mangelerscheinungen zeigen. Eine Tatsache, die zu der Annahme berechtigt, dass bei einem Menschen ein Mangel an Mineralien schon geraume Zeit vorhanden sein muss, bevor Symptome auftreten, die ihn veranlassen, einen Arzt aufzusuchen. Tiere, denen es an Kobalt fehlt, sind sehr anfällig für Lungenentzündungen und Infektionen aller Art.

Sieben Gramm Kobalt auf eine Tonne Heu genügen, um Kobaltmangel zu verhüten. Es bedurfte etlicher Versuche, bis wir die Mischung und Dosis fanden: 28 Gramm kristallisiertes Kobaltsulfat (handelsübliche Form) in 4,5 Liter Wasser gut aufgelöst, davon zweimal täglich einen Teelöffel voll. Dies wurde zehn Tage lang fortgesetzt, danach noch dreizehn Wochen lang täglich ein Teelöffel der Lösung verabreicht, da die Ziegen diese Zugabe offensichtlich noch brauchten. Dann hörten wir damit auf, weil die Tiere anfingen, an Gewicht zu verlieren und wir deshalb annahmen, dass die gesundheitlich zuträgliche Grenze der Kobaltmenge nunmehr erreicht sei. Ziegen, die während der Kobaltkur den Appetit verloren, bekamen eine viertel bis eine halbe Tasse Griesszucker, worauf sich der Appetit innert vierundzwanzig Stunden wieder einstellte.

Kobalt ist in der Tat ein Spurenelement wie Bor, Magnesium, Kupfer, Eisen und Jod. Die genaue Funktion dieser Spurenelemente in der Ernährung von Pflanze, Tier und Mensch ist nicht leicht zu erklären. Wir verstehen, wozu wir Stickstoff, Pottasche (Kaliumkarbonat), Wasser, Sonne brauchen. Es ist am einfachsten zu sagen, dass die Spurenmineralien als Katalysatoren wirken, die Mensch, Tier und Pflanze befähigen, aus den gewöhnlichen Nahrungsstoffen vollkommenen Nutzen zu ziehen.

Als ich beschloss, mich mit Kühen zu beschäftigen, und zwar im besonderen Hinblick auf Proteine, suchte ich einen befreundeten Bakteriologen auf und bat ihn, mir ein paar für meine Zwecke geeignete Herden zu empfehlen. Er nannte mir zunächst eine gemischtrassige Herde von vierundfünfzig Kühen, deren Besitzer den erforderlichen Nachwuchs nicht selber aufzog, sondern von Viehhändlern und anderen Farmern kaufte. Die auf seiner Farm geborenen Kälber hingegen pflegte er zu verkaufen. Mein Freund erzählte mir, dass der Mann sich mit seiner Herde enorme Mühe gebe und von allen Farmern, die ihre Milch bei derselben Verteilungsstelle ablieferten, den höchsten Ertrag pro Kuh habe, allerdings auch den grössten Ärger. Bei der Verkaufsstelle sei man ständig auf der Hut vor Streptokokken in der Milch, die von jener Herde herrührte.

Die andere Herde, die mein Freund mir empfahl, bestand aus fünfundvierzig eingetragenen Jersey-Kühen. Der Besitzer war eine Frau, und ihr Betrieb galt als eine Musterfarm. Ihr Vieh wurde auf allen Ausstellungen preisgekrönt. Hier wurde das Hauptgewicht auf die Aufzucht gelegt und auf den Verkauf junger Tiere als Einnahmequelle.

Des weiteren besuchte ich von Zeit zu Zeit meinen Schwager, der eine preisgekrönte fünfzigköpfige Herde der Holsteiner Rasse besass.

Der Besitzer der erstgenannten Herde freute sich sichtlich, mit mir über seine Kühe und das «Proteinproblem» sprechen zu können. Zwei seiner Brüder waren erfolgreiche Ärzte. Er hatte sie um Rat gefragt, aber sie konnten ihm nicht viel helfen. Um einen Überblick zu gewinnen, forderte ich ihn auf, mir zunächst einmal alle Sorgen, die er mit seiner Herde hatte, aufzuzählen. Ich habe sie notiert:

1. Mastitis (Euterentzündung), chronisch und akut. Zum Zeitpunkt meines Besuches waren sieben Kühe für die Schlachtung vorgesehen, weil sie an chronischer Mastitis litten und die Milch einer oder mehrerer Euterzitzen Streptokokken enthielt.
2. Von seinen vierundfünfzig Kühen wurden zwanzig nicht mehr trächtig, einige schon seit mehr als einem Jahr. Durch dieses Versagen wurde sein ganzes Zuchtprogramm sowie die Berechnung des Milchertrages über den Haufen geworfen.
3. Abortseuche. Die durch den Bangschen Bazillus hervorgerufenen Fehlgeburten bedeuteten den Verlust ebenso vieler Kälber. Was an Kälbern zur Welt kam, war schwächlich und starb zumeist innerhalb der ersten zwei Wochen. Dadurch wurde einmal die Aufzucht von Nachwuchs unmöglich, zum andern brachten die Fehlgeburten die Laktation der Mutterkühe in Unordnung.
4. Infolge mangelhafter Zeugungskraft der Zuchtbullen mussten die Kühe mehrere Male gedeckt werden, bis sie trächtig wurden.

5. Appetitlosigkeit.
6. Mühsame Geburten.
7. Da er solcherart keinen Nachwuchs aufziehen konnte, musste der Farmer seinen Viehbestand durch Ankäufe bei Nachbarn und Viehhändlern ergänzen. Das hiess aber jedesmal einen fragwürdigen Handel eingehen, denn kein Farmer verkauft seine besten Kühe.
8. Einige Fälle von Arthritis. Die Kühe hatten sichtlich Schwierigkeiten beim Aufrichten und Niederlegen.
9. Zunehmende Anfälligkeit für Erkältungen.
10. Häufige Influenzaerkrankungen während der Wintermonate.
11. Bei einigen Kühen traten nach dem Kalben Lähmungen der Beine auf (gemeinhin als «Milchfieber» bezeichnet).
12. Manche Kühe litten an Verstopfung.

Das war eine recht beträchtliche Liste von schwierigen Problemen, die es zu lösen galt.

Ich begab mich nun zu Miss Stone, der Besitzerin der erwähnten fünfundvierzigköpfigen Jersey-Herde, und liess mir auch ihre Sorgen mitteilen, um von vornherein alles für meine Arbeit beisammen zu haben. Hier waren folgende Mißstände zu verzeichnen:

1. Fehlgeburten, durch welche die Zahl der für den Verkauf vorgesehenen Kälber herabgesetzt werden musste.
2. Ungleiche Grösse der Kälber bei der Geburt.
3. Schwächlichkeit der neugeborenen Tiere.
4. Die Kälber wiesen nicht die einheitlichen Merkmale der Mutterkühe und Bullen auf, die beim späteren Verkauf eine so wichtige Rolle spielen.
5. Nachwuchsschwierigkeiten, da manche Kühe nach einmaliger Deckung nicht trächtig wurden.

Nachdem ich alles genau aufgeschrieben hatte, besorgte ich mir einen speziellen Apparat zum Auspressen von Blättern, Blüten und Gräsern sowie einen Vorrat an Lackmuspapier, das eine sehr weite Reaktionsskala hat (von pH 4,5 sauer bis pH 7,5 alkalisch). Ausgerüstet mit meiner Saftpresse, einem Bündel Lackmuspapier, einem Notizbuch, einem Eimer Wasser und einer Schüssel zum Auswaschen der Presse nach jeweiligem Gebrauch, ging ich nun während der warmen Jahreszeit auf den Weiden jener beiden Herden an die Arbeit. Ich habe viel dabei gelernt.

Die Weideplätze der ersten Herde befanden sich auf einem hügeligen Gelände mit sehr wenig Bäumen und Sträuchern. Die der Jersey-Herde lagen in einem Tal, durch das ein Flüsschen lief und in dem überall ein paar Bäume und Sträucher wuchsen. Dieser Unterschied zwischen den Weiden der beiden Herden war mir für meine Studienzwecke höchst willkommen.

Ich beschäftigte mich zuerst mit der Herde auf der Hügelfarm. Wenn ich die Futterpflanzen, welche die Tiere sich aussuchten, auspresste, fand ich jedesmal, dass der Saft eine saure Reaktion hatte. Presste ich hingegen aus, was sie unberührt liessen, so erwies sich die Reaktion als alkalisch. An Stellen, auf die Kuhmist gefallen war, wuchs höheres, grüneres Gras, das besonders verlockend aussah. Aber die Kühe frassen es nicht; sie gingen solchen Stellen vorsichtig aus dem Wege. Prüfungen ergaben, dass der Saft dieses Grases alkalisch reagierte. Aus dem instinktiven Meiden derartigen Grases folgerte ich, dass Kühe von Natur gute Chemiker sind und sich bemühen, ihren Körper in chemischem Gleichgewicht zu halten. Sie kennen sich aus, so sagte ich mir, also wird meine Lehrzeit bei ihnen gewiss nicht verloren sein.

Dann ging ich auf die Weiden der Jersey-Kühe. Es fiel mir sofort auf, dass sie für gewisse Blätter, die dort wuchsen, eine besondere Vorliebe hatten. Ich pflückte mir ein paar Muster solcher Blätter, presste den Saft aus und stellte eine saure Reaktion fest. Ich bemerkte auch, dass die Tiere am liebsten frisch gewachsenes Grün frassen.

Ich sprach darüber mit Miss Stone, die mir die Vorliebe der Kühe für bestimmte Blätter bestätigte. Bei dieser Gelegenheit erzählte sie mir auch, dass sie seitens der Milchverkaufszentrale noch nie eine Beanstandung wegen Mastitisverdachtes gehabt hätte.

Miss Stone interessierte sich sehr für meine Arbeit und erbot sich, mir Gelegenheit zu Experimenten zu geben, die für mich aufschlussreich sein konnten. Eines Tages telephonierte sie mir, sie sei im Begriff, die Tiere auf eine Weide zu führen, auf der gerade Kohlpflanzen in Blüte standen. Wenn ich wolle, so werde sie damit warten, bis ich da sei.

Als die fünfundvierzig Kühe die genannte Weide betraten, frassen sie zuerst einmal sämtliche Kohlblüten ab, bevor sie sich irgend etwas anderem, was da noch wuchs, zuwandten. Ich prüfte den Saft dieser Blüten. Er hatte eine saure Reaktion.

Einige Zeit darauf erhielt ich wieder einen Anruf von Miss Stone, die mir sagte, dass sie die Herde auf ein Feld führen wolle, auf dem der Klee schon zum zweitenmal hochstand, aber aus Zeitmangel nicht geschnitten werden konnte.

Rund um dieses Feld hatten sich im Laufe der Jahre wilde Kirschbäume angesiedelt und waren zu voller Grösse herangewachsen. Auf dem Feld angelangt, rührten die Kühe den Klee überhaupt nicht an, gingen aber sofort an die Kirschbäume und knabberten die Blätter bis obenhin ab, wobei sie sich sogar auf die Hinterbeine stellten, um die höheren Äste zu erreichen. Die Kühe verzichteten also auf den alkalisch reagierenden Klee und nahmen lieber die Kirschblätter, welche sauer reagieren.

Ein andermal wurde die Herde auf ein abgeerntetes Kartoffelfeld gebracht. Ein paar Kartoffeln waren in der Erde zurückgeblieben, und die Kühe gruben diese nun mit den Hufen aus, und zwar so gründlich, dass hernach bestimmt keine einzige mehr übrig war. Auch hier war die saure Reaktion der Kartoffeln mit im Spiel.

Ich fragte Miss Stone, ob sie bereit wäre, einen Teil der Weiden mit Mist zu düngen und die jungen Tiere dann, sobald die Vegetation hoch genug sei, dort hinzuführen, um zu sehen, ob sie die gedüngten Flächen instinktiv meiden oder das darauf gewachsene Grün fressen würden.

Zu gegebener Zeit wurden sechzehn junge Rinder auf eine Weide gebracht, die im verflossenen Herbst zu einem Viertel mit Kuhmist gedüngt worden war. Der Mist hatte vorher ein Jahr lang unter dem Scheunendache gelegen. Das Gras der gedüngten Fläche war höher und grüner als auf der übrigen Weide, so dass die Grenze zwischen den beiden Abteilungen leicht zu erkennen war. Die Tiere waren sechs Monate bis ein Jahr alt.

Nur zwei von ihnen – beide etwa halbjährig – gingen zum Fressen auf den gedüngten Platz. Während ich ihnen noch zusah, verliessen sie ihn und traten auf die nicht mit Mist gedüngte Weide über.

Auf dieser selben Farm fand ich auch eine ganz andere Gelegenheit, mir einen Begriff von dem ausgeprägten «chemischen Sinn» der Kühe zu machen. Unter den Tieren befand sich eine zwanzig Jahre alte Kuh, der aus gefühlsmässigen Gründen hier weiterhin ein Plätzchen gewährt wurde. Sie hörte auf den Namen Bobby und durfte sich überall auf der Farm frei bewegen. Ich verbrachte ziemlich viel Zeit damit, ihr nachzugehen, weil ich ihre Futtergewohnheiten kennenlernen wollte. Sie hatte eine ausgesprochene Vorliebe für Ulmenblätter, die sie allem anderen vorzog. Ich weiss nicht viel über Ulmenblätter, nehme aber an, dass sie eine saure Reaktion haben. Ich habe des öftern gesehen, dass Farmer, wenn sie auf ihrem frühen Morgenrundgang Hunger verspüren und irgendwo auf dem Wege Ulmen stehen, ein paar Blätter abpflücken und essen. Sie stillen das Hungergefühl.

Im Stall pflegte man Bobby locker anzubinden, um ihr das Aufstehen und Niederlegen zu erleichtern. Eines Tages riss sie sich los, lief zum Futterwagen und versuchte an den Eimer mit Obstessig zu gelangen. Miss Stone hörte das Geklapper und ging hin. Um zu sehen, was Bobby mit dem Eimer im Sinn hatte, stellte sie ihn auf den Boden. Bobby schleckte etwa einen halben Liter Essig auf und trottete dann sichtlich befriedigt davon. Ein Beweis, dass auch der alternde Tierkörper Säure braucht.

Für jeden Milchlieferanten werden wöchentliche Kontrolltabellen angelegt. Gewöhnliche Milch darf bis zu 400 000, pasteurisierte 20 000 Bakterien pro Kubikzentimeter enthalten. Die beiden Herden, mit denen ich mich befasste, produzierten jedoch sogenannte «A-Milch», für die strengere Maßstäbe gelten, nämlich maximal 50 000 Bakterien in einem Kubikzentimeter gewöhnlicher Milch, 5000 in pasteurisierter Milch. Hat ein Lieferant in seiner Milch einen zu hohen Bakteriengehalt, der von unsauberem Melkgerät oder aber von irgendwelchen Störungen bei der Kuh herrühren kann, so werden ihm zwei Wochen Zeit gelassen, um die Sache ins reine zu bringen. Die Untersuchungen für die Tabelle werden folgendermassen angestellt:

Von einer Mischung aus 1 Prozent der zu prüfenden Milch und 99 Prozent sterilisierten Wassers 1 Kubikzentimeter auf eine Untersuchungsplatte geben, 10 Kubikzentimeter sterilen Kulturbodens hinzufügen und achtundvierzig Stunden bei 33 Grad Celsius belassen. In dieser Zeit entwickelt jede Bakteriengruppe eine mit blossem Auge erkennbare Kolonie. Multipliziert man die Anzahl dieser Kolonien mit 100, so ergibt dies die Zahl der in einem Kubikzentimeter Milch enthaltenen Bakterien. Die Kolonien lassen sich schon bei verhältnismässig schwacher mikroskopischer Vergrösserung mühelos zählen.

Angeregt durch zwei Anerkennungsschreiben, in welchen die Besitzer der betreffenden Herden zu dem geringen Bakteriengehalt der von ihnen gelieferten Milch beglückwünscht wurden, machte ich weitere Versuche. Sie führten zu dem Ergebnis, dass der Bakteriengehalt der Milch stieg, wenn kein Essig zum Futter gegeben wurde, sich aber wieder senkte, sobald die Kühe ihren Essigzusatz bekamen. In diesem Zusammenhang dürften die folgenden Zahlen von Interesse sein:

Kontrolltabelle einer gemischtrassigen Herde von 54 Kühen

	Grad A Unpasteurisierte Milch: (Zulässige Anzahl Bakterien pro Kubikzentimeter: 50 000)	Grad A Pasteurisierte Milch: (Zulässige Anzahl Bakterien pro Kubikzentimeter: 5000)
12. April	20 000	800
28. April	3 500	1 000
13. Mai	30 000	500
18. Mai	30 000	800
25. Mai	3 000	600
30. Mai	10 000	800
14. Juni	48 000	2 300
21. Juni	40 000	1 200
29. Juni	22 000	600

Nach fünf Jahren eingehender Studien und Beobachtungen in den Ställen während der kalten, auf den Weiden der Tiere während der warmen Jahreszeit kontrollierte ich mit dem Farmer noch einmal jene ursprüngliche Liste von Schwierigkeiten, die er damals mit seiner Herde gehabt hatte. Wir wollten daraus ersehen, welche Fortschritte wir während unserer langen «Lehrzeit bei den Kühen» erzielt hatten und wie die erworbenen Kenntnisse weiterhin mit bestem praktischem Nutzen anzuwenden waren. Im Vergleich mit dem damaligen Stand der Dinge ergab sich jetzt folgendes Bild:

1. In den letzten zwei Jahren war keine einzige Kuh mehr wegen Mastitis geschlachtet worden. Es gab keine chronischen Euterentzündungen mehr unter den Tieren.
2. Dank der erfolgreichen Bekämpfung dieser Krankheit war die Herde im Laufe der letzten fünf Jahre auf siebzig Kühe angewachsen. Nur acht von diesen waren im letzten Jahr nicht trächtig gewesen. Jene zwanzig Kühe, die seinerzeit Nachwuchsschwierigkeiten gehabt hatten, waren sämtlich bereits im Laufe der ersten vier Monate trächtig geworden.
3. In bezug auf die Abortseuche waren die Schwierigkeiten bei dieser Herde zwar noch keineswegs überwunden, aber gewisse Fortschritte liessen sich doch verzeichnen. Es gab weniger Fehlgeburten (im letzten Jahr nur mehr drei), sie erfolgten auch nicht mehr so frühzeitig, sondern im letzten Monat der Tragzeit, und die Milchbildung blieb davon unbeeinträchtigt.
4. Hinsichtlich der Zeugungsfähigkeit der Bullen waren keine Störungen mehr zu beobachten.
5. Die Kühe zeigten einen gesunden Appetit.
6. Die mühevollen Geburten hatten aufgehört. Das Kalben ging rasch und normal vor sich. Geschah es einmal, dass eine Nachgeburt zurückblieb, so wurde sie im allgemeinen im Laufe von vier Tagen ausgestossen. Üblen Geruch oder Ausfluss, wie in früheren Zeiten, gab es dabei nicht.
7. Es kamen keine kümmerlichen, schwächlichen Kälbchen mehr zur Welt.

8. Nur eine einzige Kuh der Herde bekam Arthritis, konnte aber bald davon geheilt werden.
9. Schnupfenartige Erkältungen hörten vollständig auf,
10. desgleichen Influenza und Lungenentzündungen.
11. Lähmungen der Beine nach Geburten (Milchfieber) traten nicht mehr auf.
12. Die Kühe litten nicht mehr an Verstopfung. Bekamen sie einmal Durchfall, so liess sich dem schnell abhelfen.

Auch mit Miss Stone nahm ich eine solche Revision vor. Hier die Resultate:

1. Die Fehlgeburten hatten gänzlich aufgehört.
2. Es kamen normal grosse Kälber zur Welt.
3. Die neugeborenen Tiere waren kräftig und gesund, hatten solide Beine und dichtes Fell, standen fünf Minuten nach der Geburt auf und waren eine halbe Stunde später schon dabei, am Euter der Mutter zu saugen.
4. Alle Kälber wiesen die gewünschten einheitlichen Merkmale auf. Es waren intelligente Tiere, die nicht zu lernen brauchten, wie man aus einem Kübel trinkt, weil sie die Kenntnis solcher Dinge von ihren Müttern übernommen hatten.

Viehzüchter kommen heute mehr und mehr zu der Einsicht, dass Eutererkrankungen von einem Übermass an Eiweißstoffen herrühren können. Ein Farmer mag wohl seinen Kühen lange Zeit hindurch ohne Nachteil ein Futter geben, das einen bestimmten Prozentsatz an Proteinen enthält. Unversehens aber gerät er an proteinreiches frisch geschnittenes Heu. Der Proteingehalt des letzteren kommt nun zu demjenigen des üblichen Futters noch hinzu, und in der Folge treten bei einigen seiner Kühe die genannten Erkrankungen auf.

Zwischen dem Futter einer Kuh und dem Essen eines Menschen lassen sich leicht Vergleiche anstellen. Eine Kuh, der zweimal täglich Obstessig ins Futter gegeben wird, frisst weniger Heu und Korn. Ein Mensch, der zur Mahlzeit ein Glas Wasser mit einem Teelöffel Obstessig trinkt, isst weniger, weil er schneller gesättigt ist. Dies entspricht den Plänen der Natur, in denen ein Platz für die Aufnahme von natürlicher Säure vorgesehen wurde.

Ich las dann ein vom Amerikanischen Jersey-Züchterklub herausgegebenes Buch, «The Jersey», das von der Insel Jersey und der nach ihr benannten Rinderrasse handelt. Mein besonderes Interesse galt der Bodenbeschaffenheit der Insel sowie den dort gebrauchten Düngemitteln. Es scheint, dass der dortige Erdboden zu Säure neigt. Es gibt auf der ganzen Insel weder Kreide noch Kalkstein. Zum Düngen verwenden die Leute Seetang, der bei Sturmwetter an die Küsten gespült und bei Ebbe eingesammelt wird. Dem Humus und Kalium des Bodens fügt der Seetang Natrium und Jod bei und obendrein noch die restlichen sechsundvierzig Mineralien, die er enthält.

Kurz nachdem ich das Buch gelesen hatte, hörte ich von einer Jersey-Herde, die direkt von der Insel importiert war. Bei der ersten passenden Gelegenheit ging ich hin und schaute mir die Tiere an. Was mich vor allen Dingen beeindruckte, war ihre Länge. Noch nie hatte ich Jersey-Kühe mit so langen Körpern gesehen. Auch der Zuchtbulle der Herde, ein seinerzeit preisgekrönter Stier, war ungewöhnlich lang von Gestalt. Für mich drückte sich darin gewissermassen der Kaliumgehalt des Seetangs aus, mit dem der Boden jener Insel gedüngt wird, und es bestätigte mir, dass die Tiere in ihrer Heimat die saure Erde, das Kalium und Jod und all die anderen notwendigen Mineralien vorfinden, nach denen sie in Vermont suchen.

Ich bat daraufhin den inzwischen verstorbenen George W. Cavanaugh, Professor für landwirtschaftliche Chemie an der Cornell-Universität, mir einmal mit ihm die staatlich prämiierte Herde in Overbrook, New Jersey, ansehen zu dürfen.

Während unseres dortigen Besuches wurde viel über Ertrag, Futter und Gesundheit der Tiere diskutiert, und so erfuhr ich, dass ihrem Futter ein Zusatz aus Algen und Fischmehl beigegeben wird. Professor Cavanaugh nannte ihn «Manamar» und sagte, dass man damit ein proteinreicheres Futter verwenden könne, ohne gesundheitliche Schäden bei den Kühen befürchten zu müssen. Dies gab mir nun wieder mancherlei zu denken auf.

War die Frage der Proteine in der Milchviehzucht von ausschlaggebender Bedeutung? Konnten alle Wirkungen der Eiweißstoffe durch Säure und Kalium so weit neutralisiert werden, dass sich eine maximale Milchproduktion erlangen liess, ohne die Gesundheit der Kühe zu beeinträchtigen? Der Besuch gab die Anregung zu weiteren Studien an Kühen, die proteinreiches Futter erhielten.

In den Kreisen der Viehzüchter wird heutzutage so viel über Proteine geredet, dass jeder Farmer sozusagen «proteinbewusst» geworden ist. Kauft er einen Sack Viehfutter, so lautet seine erste Frage: «Wieviel Prozent Proteine hat es?» Allzuoft gehen die Fragen freilich nicht über den Prozentanteil hinaus. Ein Futtermittel hat eben 16, 18, 20, 24 oder wer weiss wieviel Prozent Proteine. Preis und Einschätzung des voraussichtlichen Nutzens richten sich weitgehend nach den auf dem Sack angeschriebenen Proteinprozenten.

Ich möchte nun ein Beispiel für den aufbauenden Wert einer kombinierten Säure- und Proteinernährung anführen. Ein Freund von mir, Besitzer einer vierundfünfzigköpfigen gemischtrassigen Herde, sprach mit mir über sein Lieblingstier, eine etwa 360 Kilo schwere Jersey-Kuh. Zwei Jahre zuvor hatten sowohl der Bakteriologe der dortigen Milchhandelszentrale als auch der Veterinär meinem Freunde geraten, die Kuh abzutun. Aber er hatte nun gerade dieses Tier besonders gern und konnte sich nicht entschliessen, es schlachten zu lassen.

Die Kuh hatte ständig Mastitis, die Milch aller vier Euterzitzen wies bei jeder Untersuchung Streptokokken auf. Sie war also zu nichts mehr nutze, und so wurde endlich entschieden, dass sie abgetan werden müsse. Sie war trächtig und sollte Anfang November kalben. Es war vorauszusehen, dass dies ihre Mastitis noch verschlimmern würde. Durch die Geburt eines Kälbchens würde sie zwar mehr Milch haben, diese wäre aber völlig unbrauchbar.

Ich machte nun meinen Freund darauf aufmerksam, dass die schlechte gesundheitliche Verfassung des Tieres sicher zum Teil darauf zurückzuführen sei, dass er ein uraltes, auf Pflanzensamen bezügliches Ernährungsgesetz gebrochen habe. Danach muss nämlich, wenn solche Samen als Nahrungsmittel dienen, zugleich Säure aufgenommen werden. Diese Kuh hatte aber viel zu wenig frisches Futter, säurehaltige Blätter und dergleichen bekommen. Normalerweise sollten Kühe die Möglichkeit haben, ganz frisch gewachsenes junges Grün gleich an Ort und Stelle abzufressen.

Daraufhin wurde der Kuh auf jede Futterration etwas Obstessig gegossen, und zwar in einer Dosierung, die etwa einem Teelöffel voll für je fünfzig Kilo ihres Körpergewichtes entsprach. Sie bekam also, da sie zweimal gefüttert wurde, sechzehn Teelöffel Obstessig pro Tag.

Am Morgen nachdem die Kuh zum erstenmal diesen Obstessigzusatz bekommen hatte, rief ich meinen Freund an, um mich über die Reaktion zu erkundigen. Wie er mir sagte, hatte sie zunächst ein paar Minuten daran geschnüffelt, dann aber gierig alles aufgefressen und hernach noch eine halbe Stunde lang den Trog ausgeleckt. Ein Beweis, dass dieser Essig etwas war, wonach sie instinktiv verlangte. Wir durften also getrost damit fortfahren.

Zwei Wochen nach Beginn der Essigkur, am 5. November, kam das Kälbchen zur Welt. Die entzündliche Schwellung des Euters war inzwischen sichtlich zurückgegangen und blieb auch nach der Geburt so; eine neuerliche Entzündung trat nicht auf. Die Kuh war früher mit Sulfanilamid behandelt worden. Mein Freund meinte, er habe ihr in der Hoffnung, sie damit von ihrer Mastitis zu kurieren, im Laufe der letzten zwei Jahre wohl etliche Pfund Sulfanilamid gegeben. Die Besserung war aber stets nur von kurzer Dauer.

Seitdem die Kuh nun regelmässig ihren zusätzlichen Obstessig erhielt, konnte allmählich auch eine Änderung in der Zusammensetzung ihres Futters vorgenommen werden. Sie bekam eine halbe Futterration mit 16 Prozent und eine weitere halbe mit 14 Prozent Proteingehalt. Bei vier Kilo Kornfutter pro Tag gab diese kleine, kaum mehr als sieben Zentner schwere Jersey-Kuh zweimal täglich einen sechzehn Liter fassenden Melkeimer voll

Milch (wobei zwei bis drei Zentimeter Schaum berechnet sind), nahezu das Doppelte ihres früheren Ertrages. Und dieser Erfolg war dem Obstessig zuzuschreiben.

Von einer Schlachtung der Kuh wurde bis auf weiteres abgesehen. Am 4. Februar waren ihre Euterzitzen völlig gesund. Sie frass gut und reichlich, bekam täglich 3 Kilo Kraftfutter mit 14 Prozent Proteingehalt und gab jetzt über 17 Kilo Milch.

Im Mai war sie weiterhin gesund und ohne die geringsten Anzeichen eines erneuten Auftretens von Mastitis. Es hätte sich schwer entscheiden lassen, wem an einer Fortsetzung der täglichen Zugabe von zweimal acht Teelöffeln Obstessig mehr gelegen war – der Kuh selbst oder ihrem Besitzer.

Nachstehend noch einige weitere Angaben über Erfahrungen mit Obstessig bei Mastitis der Kühe:

1. Nach Verschwinden der Entzündung kehrt die ursprüngliche, schwammartige Elastizität der infiziert gewesenen Zitzen zurück. Diese Elastizität lässt sich durch Befühlen des Euters leicht feststellen. Damit erlangt auch die jeweils produzierte Milchmenge wieder ihren normalen Stand.
2. Nach der durch die Einnahme von Obstessig bewirkten Heilung sind die erkrankt gewesenen Euterzitzen zunächst kleiner, gewinnen aber im Laufe von zwei Monaten wieder ihre normale Fülle.
3. Seit der oben geschilderten Behandlung der an chronischer Mastitis leidenden kleinen Jersey-Kuh sind zwei Jahre vergangen. Ihr Euter befindet sich seither in denkbar gesündestem Zustand, und der Milchertrag dieser Kuh gehört zu den besten der ganzen Herde.
4. In Fällen von gewöhnlicher Mastitis geht die entzündliche Schwellung der betroffenen Zitze schon innerhalb einer Woche nach Beginn der Obstessigbehandlung zurück. In schweren Fällen dauert es zwei Monate, bis der Normalzustand wieder hergestellt ist.
5. 75 Prozent aller an chronischer Mastitis leidenden Kühe können geheilt und somit wieder zu nutzbringenden Mitgliedern der Herde werden.

Anhang B: Weitere Anwendungen von Obstessig in der Volksmedizin

Gürtelrose – Nachtschweiss – Verbrennungen – Krampfadern – Impetigo – Kopfflechten

Gürtelrose

Den reinen Obstessig, so wie er aus der Flasche kommt, auf die Haut auftragen, überall wo sich der Bläschenausschlag zeigt. Diese Behandlung viermal im Laufe des Tages vornehmen, nachts dreimal, sofern man schlaflos ist. Das Jucken und Brennen hört schon wenige Minuten nach Auftragen des Essigs auf, und der Ausschlag heilt bei dieser Behandlung schneller.

Nachtschweiss

Obstessig in die hohle Hand schütten, den ganzen Körper damit einreiben. Tut man dies vor dem Schlafengehen, so verhütet es Nachtschweiss.

Verbrennungen

Obstessig unverdünnt – so wie er aus der Flasche kommt – auf die verbrannte Hautstelle aufgetragen, wirkt schmerzlindernd.

Krampfadern

Wie mir Patienten erzählten, ist die Anwendung von Obstessig als Mittel gegen Krampfadern nicht nur in der Vermonter Volksmedizin, sondern auch in Schottland, England und Deutschland gebräuchlich. Man schüttet unverdünnten Obstessig in die hohle Hand und reibt die Krampfadern morgens und abends damit ein. Schon nach einem Monat macht sich ein Zurückgehen der Adern bemerkbar. Neben dieser äusserlichen Behandlung der Venen ist zweimal am Tage ein Glas Wasser mit Obstessig (zwei Teelöffel voll) zu nehmen.

Impetigo

Der Impetigo genannte Hautausschlag gehört zweifellos zu den ansteckendsten Infektionen, die es gibt. Schon die flüchtige Berührung eines Fingers, eines Handtuches kann genügen, um sie zu übertragen. Gewöhnlich beginnt sie als kleine Rötung oder als Pickel von der Grösse einer halbierten Erbse. Häufig tritt der Ausschlag an der Wange auf oder rund um die Nase, wo er zunächst leicht für eine durch Schnupfen entstandene Reizung gehalten werden kann. Bald jedoch verbreitet er sich, befällt auch andere Stellen des Körpers, bildet Bläschen und eiternde Pusteln, die schliesslich eintrocknen und eine locker haftende gelbliche Kruste bilden.

Wissenschaftlich gesprochen ist die Impetigo eine Staphylokokken- oder Streptokokkeninfektion. Sie kann zwar bei Menschen jeden Alters auftreten, Kinder scheinen jedoch besonders anfällig dafür zu sein. Ein Patient muss streng darauf achtgeben, dass er seine Hände von dem Ausschlag lässt; sonst infiziert er sich fortgesetzt aufs neue. Ist er jedoch vorsichtig, so kann er von dem Ausschlag nach zwei Wochen befreit sein.

Zur Behandlung verwendet man den Obstessig unverdünnt, wie er aus der Flasche kommt. Man taucht einen Finger hinein und benetzt damit alle vom Ausschlag befallenen Stellen, und zwar morgens gleich nach dem Aufstehen, dann viermal im Laufe des Tages und noch einmal vor dem Schlafengehen. In der Regel verschwindet der Impetigoausschlag auf diese Weise in zwei bis vier Tagen.

Kopfflechte

Diese Infektion bildet auf der Kopfhaut runde, schuppige Stellen, die auf den ersten Blick völlig kahl zu sein scheinen. Bei näherer Betrachtung erkennt man jedoch, dass die Haare dicht an der Kopfhaut abgebrochen sind. Oft, aber nicht immer, sind die infizierten Stellen entzündet. Die Entzündungen können von einer leichten Reizung, zumeist mit etwas Schorfbildung, bis zu starker Rötung mit Schwellung und Eiterbläschen gehen.

Zuweilen sind dabei auch die Drüsen, die in der Nähe der erkrankten Stelle liegen, geschwollen. Manchmal wird nur eine Stelle des Kopfes betroffen, ein andermal mehrere. Am häufigsten tritt die Flechte am Hinterkopf auf, kann aber auch jede andere Stelle der behaarten Kopfhaut befallen. Obwohl man bisweilen rasche Heilungen beobachtet, pflegt die Infektion zumeist recht hartnäckig zu sein.

Knaben werden sechs- bis neunmal so oft von Kopfflechten befallen wie Mädchen. Der Krankheitserreger, ein Pilz, wird direkt von Kind zu Kind übertragen, bisweilen auch von Hunden oder Katzen auf Kinder. Vielfach scheint die Infektion durch vertauschte Hüte und Kappen verbreitet zu werden sowie durch hohe Rückenlehnen an Bänken und Stühlen, an deren Polster die Kinder ihre Köpfe reiben (im Theater, in Fahrzeugen usw.).

Zur Behandlung wird täglich sechsmal Obstessig mit dem Finger auf die infizierte Stelle aufgetragen, erstmals morgens beim Aufstehen, zuletzt vor dem Schlafengehen. Obstessig ist ein vorzügliches Antiseptikum.

Anhang C: Volksmedizin und Getränke

Nach langjährigen Bemühungen ist es der Volksmedizin gelungen, Mittel und Wege zur Bekämpfung des Alkoholismus und seiner Folgen zu finden. Ein Mann in den Vierzigerjahren, periodischer Trinker, hatte sich vom 27. Dezember bis zum 10. Januar dem Trunke ergeben, bis er sich schliesslich in einem Zustand völliger Lähmung befand. Darauf wurden ihm sechs Teelöffel Honig eingeflösst, zwanzig Minuten später nochmals die gleiche Dosis und nach weiteren zwanzig Minuten ein drittes Mal, also insgesamt achtzehn Teelöffel Honig im Zeitraum von vierzig Minuten. Neben seinem Bett stand eine Flasche Schnaps, in der noch ein Rest, etwa ein halbes Glas voll, übrig war. Nach drei Stunden war dieser Rest immer noch da. Die Behandlung wurde wiederholt: dreimal sechs Teelöffel Honig in Abständen von zwanzig Minuten.

Als man am andern Morgen um halb neun Uhr nach ihm sah, hatte der Mann bis halb acht fest durchgeschlafen. Das war seit zwanzig Jahren nicht mehr vorgekommen. Den Rest aus der Flasche hatte er nun freilich ausgetrunken. Zunächst bekam er wieder in Abständen von zwanzig Minuten dreimal sechs Teelöffel Honig, hernach zum Mittagessen nochmals vier Löffel Honig, dann ein Glas Tomatensaft und gehacktes Rindfleisch und zum Nachtisch abermals vier Teelöffel Honig.

Ein Freund brachte ihm einen halben Liter Schnaps, der zum Abendessen auf den Tisch gestellt wurde. Er schob ihn beiseite und sagte, er wolle keinen Schnaps. Der Mann hat nie wieder Alkohol getrunken.

Mit Hilfe von einem knappen Kilogramm Honig hatte dieser Mann, der noch um sieben Uhr abends sinnlos betrunken und jeder Bewegung unfähig gewesen war, völlig ernüchtert werden können.

Die Volksmedizin betrachtet die Neigung zu übermässigem Alkoholgenuss als ein Zeichen von Kaliummangel im Körper.

Durch seinen reichlichen Gehalt an Kalium wirkt der Honig dem Verlangen nach Alkohol entgegen und fördert den Ernüchterungsprozess.

In diesem Zusammenhang interessierte es mich, einmal die Reaktion alkoholischer Getränke auf Lackmuspapier zu prüfen. Der Inhaber einer Bar, den ich kannte, war so freundlich, mir zu diesem Zweck verschiedene Proben solcher Getränke sowie der zum Mixen verwendeten Wässer zu bringen. Die Untersuchung erbrachte folgende Ergebnisse:

Getränk	Reaktion
Whisky	pH 6,0 schwach sauer
Rum	pH 5,5 sauer
Vichy-Wasser	pH 7,0 schwach alkalisch
Bier	pH 4,5 stark sauer
Sprudelwasser	pH 5,5 sauer
Sherry	pH 4,5 stark sauer
Portwein	pH 4,5 stark sauer
Wermut	pH 4,5 stark sauer
Crème de Menthe	pH 6,0 schwach sauer
Gin	pH 6,0 schwach sauer

Wenn wir bedenken, dass der Instinkt sowohl Kühe als auch Menschen dazu treibt, nach Säure zu suchen, so verstehen wir auch besser, warum ein Arbeiter nach seinem schweren Tagewerk gern eine Flasche Bier trinkt, ein Geschäftsmann oder sonst in einem anstrengenden Beruf stehender Mensch sich vor dem Abendessen gern einen Cocktail mischt. Diese alkoholischen Getränke befriedigen das instinktive Verlangen nach Säure. Interessanterweise sind Weine und Bier von all diesen Getränken am stärksten säurehaltig.

Auch die allgemein grosse Beliebtheit von Kaffee und Tee erklärt sich aus der Tatsache, dass beide eine stark saure Reaktion haben (pH 4,5). Die Volksmedizin verordnet in vielen Krankheitsfällen als einziges Getränk Tee.

Anhang D: Krankheitserreger und alkalische Reaktion

Ein Freund von mir, Lehrer an der Medizinischen Fakultät einer Hochschule, sandte mir eine Liste von Bakterien, die im menschlichen Körper Krankheiten erzeugen, nebst Angaben über die für ihr Gedeihen günstigste Reaktion des Nährbodens. Diese Liste war auf Veranlassung des Bakteriologischen Instituts für mich zusammengestellt worden.

Günstigste Reaktionen des Nährbodens für die Entwicklung von krankheitserregenden Bakterien

Mikroorganismus	Reaktion
Staphylokokken	pH 7,4 alkalisch
Streptokokken	pH 7,4–7,6 alkalisch
Pneumokokken	pH 7,6–7,8 alkalisch
Influenzabazillus	pH 7,8 alkalisch
Meningokokken	pH 7,4–7,6 alkalisch
Gonokokken	pH 7,0–7,4 alkalisch
Diphtheriebazillus	pH 7,2 alkalisch
Bangscher Bazillus	pH 7,2–7,4 alkalisch
Bacterium tularense	pH 6,8–7,3 alkalisch
Tetanusbazillus	pH 7,0–7,6 alkalisch

Aus dieser Liste ist klar ersichtlich, dass schädliche Mikroorganismen auf alkalischem Nährboden gedeihen. Dies scheint besonders interessant im Hinblick auf die Tatsache, dass Menschen und Tiere instinktiv nach Säure verlangen.

Betrachtet man die Dinge im Lichte dieser Erkenntnis, so darf man füglich annehmen, dass pathogene Bakterien für andere Zwecke auf der Welt sind als dazu, menschliche Geschöpfe krank zu machen. Die Natur hat allenthalben mit verschwenderischer Hand Pflanzen verteilt, die Säuren enthalten – offenbar in der Absicht, dass der Körper vor den Angriffen und verheerenden Wirkungen solcher schädlicher Organismen bewahrt werde. In dem Verlangen nach säurehaltigen Pflanzen und Säften leitet uns ein Instinkt, den die Natur Menschen und Tieren zum Schutze mitgegeben hat.

Stichwortregister

Abführmittel 26
Adern s. Blutgefässe
Albuminoide 123
Alge (Macrocystis pyrifera) 137
Algen 131, 138
Algentabletten 34, 102, 141
Alkoholismus 187
altern 110
Aluminium 107, 137
Ameisensäure 123
Aminosäure 123
Amylase 108
Anämie 137
Anpassung 35, 51
Apfelsäure 123
Arachidsäure 160
Arbeitsfähigkeit 17
Arterien 87
Arteriolen 87
Arthritis 99, 109
Asthma 160
Atemwege 122
Atmungsapparat 22
Augen 157
Augenbrauen 158
Augenentzündungen 157, 158
Augenlider 160
Augenwimpern 158
Ausnahmezustand 38
Aussentemperatur 162

Bakterientöter 105
Bauchspeicheldrüse 137
Baumblätter 60
Benzoesäure 21
Bernsteinsäure 123
Beruhigungsmittel 26
Bettnässen 113
Bewegung 24
Bicarbonat 53
Bienenwaben 122, 125
Bienenwachs 123
Bier 188
Biochemie 138
Biotin 123
Blattpflanzen 62
Blut 16, 101, 154
Blutbildung 137
Blutdruck 37, 77, 86, 162
Blutgefässe 15, 22, 71
Blutkreislauf 15
Blutreaktion 162
Blutversorgung 15
Bor 170
Brom 147
Brust 157

Chinasäure 21
Chlor 53, 72, 107, 136, 137, 147
Crème de Menthe 188

Dehydration 71
Dextrimaltose 110
Dextrin 123
Dextrose 16, 108, 122
Diabetes 16
Diät 37, 78
Diastase 123

Eierschalen 101
Eisen 72, 97, 107, 137, 170
Energiespender 109
Entfettungskur 77
Enzyme 108
Erbanlagen 48, 50
Erkältungen 22, 158
Ernährung 15, 22, 39, 83, 163
Ernährung, richtige 33, 57
Ernährung, tägliche 18, 25
Ernährungsgewohnheiten 33, 35
Essigsäure 123

Fettaufspeicherung 146
Fette 123
Fichtenharz 130
Fingernägel 71
Fluor 72, 147
Folsäure 123

Flüssigkeitsaufnahme und -abgabe der Zellen 71
Füsse 158
Fussbäder 39

Geburt 25
Gehör 164
Gesetze, physiologische und biochemische 16, 164
Gesichtsneuralgien 58
Getreideöle 160
Gewichtsabnahme 77
Gewichtszunahme 77
Gin 188
Glukose 110
Glykogen 112
Gürtelrose 183

Haarausfall 71
Haare 161
Haargefässe 28
Haarwuchs 157
Hämoglobin 107, 108, 137
Hämorrhoiden 158
Halogene 147
Halsschmerzen 91
Haut 15, 82, 157
Hautabschürfungen 158
Hautausschläge 161, 184
Hautgeschwüre 157
Heilkräuter 63
Herz 15, 22, 141
Heufieber 123
Heuschnupfen 126, 160
Hirnanhangdrüse 137
Honig 15, 16, 26, 105
  als Abführmittel 26
  als Bakterientöter 105
  als Beruhigungsmittel 26
  als Energiespender 109
  als Kindernahrung 110
  als Schlafmittel 80, 116
Honigwaben 122, 125
Hornhaut 71, 158
Hühneraugen 158
Husten 117
Hustensirup 117
Hydration 71
Hypertonie 86, 87
Hypophyse 137

Instinkte der Kindheit 59
Impetigo 184
Invertase 108, 123

Jod 136, 145, 170
Jodarmut 147
Jodbedarf 163
Jod-Jodkalilösung 51, 148, 156, 163
Jodlösung 148
Jodmangel 83
Jodvorrat des Körpers 148

Kälteeinwirkung 55
Kaffee 188
Kalium 29, 30, 31, 67, 96, 101, 107, 136, 163
Kaliumbedarf 95
Kaliumkarbonat 170
Kaliummangel 30, 70, 94, 97, 187
Kalium – Kalzium 98
Kalium – Natrium 102
Kalzium 44, 72, 101, 107, 136, 163
Kalziumoxyd 100
Kalzium-Stoffwechsel 99
Kapillaren 28
Karotin 123
Katalase 123
Katalysatoren 170
Keimdrüsen 137
Kelp 138
Kelptabletten s. Algentabletten
Kesselstein 100
Kieselerde 107
Kindernahrung 110
Klima 15
Knochen 22, 163
Knochenbrüche 102, 142
Kobalt 137, 170
Körpergewebe 71, 157, 162
Körperzellen 28, 33, 46, 164
Kohlehydrate 18, 88, 122
Kohlensäure 46
Kopfflechte 184
Kopfhaut 161, 184
Kopfschmerzen 77, 84

Krampfadern 183
Krankheiten (Entstehung) 29
Krankheitserreger 189
Krankheitskeime 164
Kräuter 63
Kräutertee 64
Kupfer 107, 136, 137, 170

Lactoflavin 108, 123
Lähmung 187
Lävulose 16, 108, 122
Lebenserwartung 16, 17
Leberflecken 160
Leistungsfähigkeit 17
Lignocerinsäure 160
Linolensäure 160
Linolsäure 160
Lugolsche Lösung 51, 148, 156, 163
Lungen 47
Lymphgefässe 97
Lymphzirkulation 96

Magnesium 72, 107, 136, 137, 170
Maltose 123
Mangan 136, 137
Meeresalgen 138
Meerwasser 131, 135
Menschentypen 33
Migräne 77, 84, 160
Milchsäure 46
Mineralien 18, 25, 30, 34, 35, 68, 69, 106, 131, 136, 137
Mineralwasser 188
Minus-Typ 40
Müdigkeit 77, 78
Muskelkrämpfe 118
Muskeln 15, 22
Muttermal 159

Nabel 157
Nachtschweiss 183
Nahrung s. Ernährung
Nahrungsmittel 39
Nahrungsmittelvergiftung 74
Nase 124
Nasenhöhlenkatarrh 93
Natrium 46, 72, 107, 136
Nebennieren 137, 162
Nebenschilddrüse 137
Nerven 155
Nervenkonstitution 37
Nervensystem 26, 38, 163
Nickel 137
Nicotinsäure 108, 123
Nieren 46
Nierenbeckenentzündung 76
Notlage 38

Obstessig (Verträglichkeit) 76
Ödeme 161
Ölsäure 160

Palmitinsäure 160
Pantothensäure 123
Parasympathicus 38
Phosphor 44, 72, 107, 136
Phosphorsäure 46
Plus-Typ 40
Portwein 188
Pottasche 170
Proteine 18, 88, 123
Protoplasma 69
Pyridoxin 123

Rizinusöl 157
Rum 188

Saccharose 123
Salz 89
Salzsäure 53
Säuren 60, 154, 162, 164, 188, 189
Schilddrüse 137, 145
Schlaf 22, 156
Schlaflosigkeit 146
Schlafmittel 80, 116
Schleimabsonderung 92
Schnittwunden 158
Schnupfen 22, 54, 123, 124
Schuppen 161
Schwangerschaft 25, 50
Schwefel 72, 136
Schwindelanfälle 77, 90
Seetangtabletten 34
Sehkraft 164
Seife 82

Sherry 188
Silizium 72
Sonnenbäder 39
Sport (Leistungssteigerung) 118
Sprudelwasser 188
Spurenelemente 170
Staphylokokkeninfektion 184
Stearinsäure 160
Stickstoff 170
Stirnhöhlenkatarrh 57, 125
Streptokokkeninfektion 92, 184
Sympathicus 38, 87

Tannenharz 130
Tannenspitzen 130
Tee 188
Terpentin 158
Thiamin (Aneurin) 123
Touren, hohe 38, 39
niedrige 38
Traubensaft 21, 95, 156

Übergewicht 77
Umwelteinflüsse 15, 35, 51, 163
Urinreaktion 46, 48, 53, 160
Urinreaktionsprüfung 47

Verbrennungen 118, 183
Verdauung 164
Verdauungsapparat 22
Vichy-Wasser 188
Vitamine 108, 123
Vollbäder 82
Vorbeugung 33

Waben 122, 125
Warzen 157, 158
Weintrauben 95
Wermut 188
Wetter 15, 162
Wetterwechsel 38, 55, 78, 162
Whisky 188
Widerstandskraft 145
Witterungseinflüsse 162

Xanthophyllpigmente 123

Zähne 71
Zehennägel 71
Zellstoff 123
Zink 137
Zitronensäure 123
Zitrusfrüchte 26, 93, 155
Zivilisation 164
Zucker 15, 16

Bezugsquellennachweis

Original-PARKELP-Meeresalgen, die Dr. Jarvis in diesem Buch empfiehlt, erhalten Sie in Apotheken und Reformhäusern oder durch die Generalvertretung Atlantis Handelsgesellschaft mbH & Co. KG, D-4050 Mönchengladbach 2, Atlantis-Haus, Limitenstraße 55.

PARKELP-Kleinpackung	(200 Tabl.)	DM 9.85
PARKELP-Normalpackung	(500 Tabl.)	DM 19.50
PARKELP-Familienpackung	(800 Tabl.)	DM 27.50
PARKELP-Meeresalgen granuliert	(56 g)	DM 6.90
PARKELP-Meeresalgen granuliert	(125 g)	DM 10.60

Preisänderungen vorbehalten.

Die von Herrn Dr. Jarvis, dem Autor dieses Buches, empfohlenen Bienenerzeugnisse erhalten Sie preiswert in völlig naturbelassener, hygienisch einwandfreier und erster Qualität direkt beim Imker. Als Hersteller kann er die Garantie für die richtige Behandlung und Lagerung übernehmen.

Wir liefern *Schwarzwälder Tannenhonig,* Waldhonig, Blütenhonig, *reine Blütenpollen* (aus vielen Pflanzen), *Gelee Royale* (rein und unvermischt), *Propolis* (hoch antibakteriell und entzündungshemmend), *Honigwaben und Kauwachs* (gegen Stirnhöhlenerkrankungen usw.). Auch Auslandlieferung. Bitte unseren kostenlosen informativen Farbprospekt anfordern von: Imkerei Ruth und Helmut Richter, D-7292 Baiersbronn/Schwarzwald, An der Staig 26, Tel. 07442/2893.

Dr. Jarvis empfiehlt in diesem Buch einige Produkte aus dem Bienenvolk wie Wabenhonig und Kauwachs gegen Stirnhöhlenbeschwerden (Schnupfen und Heuschnupfen). Die **Schwarzwald-Imkerei Geugelin** bietet Ihnen den ganzen Reichtum dieser Naturschätze:

× **Wabenhonig und Honigwachs** (Kauwachs)

× **Feine Honigspezialitäten:** über 20 Sorten zum Auswählen
× **Gelee Royale:** Quelle frischer Lebenskraft
× **Blütenpollen:** Ergänzungs- und Kraftnahrung
× **Propolis:** für mehr Widerstandskraft
× **Bioline-Kosmetik:** mit wertvollen Naturwirkstoffen auf Honigbasis . . .
und viele andere Imkereiprodukte

Fordern Sie unser Imkerbrevier RH I an: Schwarzwald-Imkerei Geugelin, Bienenhof am Gansacker 32, 7801 Umkirch bei Freiburg, Telefon 07665/7051.

Essig ist nicht gleich Essig. Die vielfältigen Beobachtungen und Erfahrungen des Verfassers dieses Buches wurden mit aus Äpfel gewonnenem reinem Obstessig gemacht, wie er in seinem Lande in vielen Haushalten gebräuchlich ist.

Auch wir in Europa haben seit alters die Kenntnis, daß man ebenso wie aus Wein auch aus Obstwein, indem man ihn auf natürlichem Wege sauer werden läßt, einen feinen, gesunden Essig bereiten kann. Dieser Obstessig findet auch bei uns immer stärkere Verbreitung.

Das HENSELWERK in Magstadt bei Stuttgart bringt daher auch reinen Obstessig aus sonnengereiften, ganzen Äpfeln in den Handel. Dieser naturreine HENSELS OBSTESSIG ist über alle Reformhäuser in Deutschland und in Österreich zu beziehen.

Biosur®-Obstessig von HENGSTENBERG ist nach altbewährtem Prinzip aus ganzen vollreifen Äpfeln ohne jegliche Zusätze hergestellt und in rund 20 000 Lebensmittelgeschäften erhältlich.

Im Sortiment der Firma SCHNEEKOPPE wird reiner Obstessig in den Reform- und Gesundkostabteilungen vieler Supermärkte angeboten.

Biologisch wertvolle, wirksame Mittel, wie sie Dr. Jarvis erfolgreich erprobte und empfiehlt, versendet direkt an die Verbraucher verpackungsfrei, von DM 30.— an auch portofrei, die Firma HONIG-REINMUTH:

REINMUTH-HONIG, rein und echt, wie ihn die Bienen bereiten (auch WABENHONIG); OBSTESSIG aus dem Saft sonnengereifter ganzer Äpfel; Original-PARKELP-Meeresalgen-Tabletten. Von den Bienen gebaute Waben ohne Honig (Wildbau) sind nicht immer lieferbar; bei Bedarf bitte anfragen.

FERNER BLÜTENPOLLEN, ein Naturprodukt vom Bienenstock: erleichtert geistige Arbeit, verbessert die Hirndurchblutung, erhöht die Sehkraft, hilft blutarmen Kindern, gibt Alternden und Genesenden neue Kräfte und hilft merklich auch PROSTATIKERN.

Gesamtliste mit näheren Einzelheiten sendet Ihnen kostenfrei HONIG-REINMUTH, IMKEREI UND VERSAND, Imkerweg 18, D-6950 MOSBACH-SATTELBACH (Telefon: 06267/1021).

BEUTELSBACHER-DEMETER-Apfelessig wird nur von gesunden, ausgereiften Äpfeln aus biol.-dyn. gepflegten Kulturen hergestellt. Im Anbau werden keine chem. Spritzmittel, Fäkaliendüngung oder treibende mineralische Düngemittel angewendet. Erhältlich in der Bundesrepublik bei *Reformhäusern und Fachgeschäften für Demeter-Erzeugnisse.* In der Schweiz: Fa. Vanadis AG, Fischinger Strasse 66, CH-8370 Sirnach. In Österreich: Fa. Karl Ungerböck, Tannengasse 1, A-1150 Wien.

Honig und Produkte aus dem Bienenvolk kauft man beim Fachmann. Wir sind eine Großimkerei mit 600 Bienenvölkern, die alle in der naturverbundenen Vulkaneifel stehen.

Den Betrieb können Sie von April bis Oktober jeden Samstag von 14.00—17.00 Uhr besichtigen (Gruppen nach Anmeldung auch an anderen Tagen).

Wir liefern Ihnen verschiedene Sorten Honig, Pollen, Kauwachs, Ho-Ess-Sirup (ein Gemisch von Honig und Apfelessig), Honig-Met, Bärenfang, Gelee Royale, Honigbonbons, Propolis-Seife, -Creme, -Kapseln, -Tropfen, -Bad, -Shampoo, Honigkosmetikartikel, besonders eine hervorragende Hautcreme, Bienenwachskerzen, Bienenwachsbalsam (Möbelpflegemittel) und vieles mehr.

Fordern Sie kostenlos Informationsmaterial und Preisliste an. Großimkerei Rudi Mehler, Imkermeister, anerkannter Lehrbetrieb, Neuestrasse 3, D-5531 Wallenborn 1.

Die mannigfachen Erkenntnisse und Erfahrungen von Dr. D. C. Jarvis beruhen auf dem reinen, aus dem ganzen Apfel gewonnenen Apfelessig, wie er im Staate Vermont (USA) weit verbreitet und geschätzt ist.

In der Schweiz hat der Verband Schweizer Reform- und Diätfachgeschäfte diesbezüglich Pionierarbeit geleistet, indem er 1962 erstmals 100 Prozent reinen Apfelessig unter der Marke BIONA in seinen über die ganze Schweiz verbreiteten Reformhäusern feilhielt und populär machte. Dazu haben die Bücher von Dr. D. C. Jarvis «5 × 20 Jahre leben» und «Rheuma ist kein Schicksal» wesentlich beigetragen. Bis dahin war nämlich nur Obstessig, der größtenteils aus Birnenmost hergestellt wird, auf dem Schweizer Markt vertreten.

Der BIONA-Apfelessig ist ein reines, im biologischen Gärverfahren zu 100 Prozent aus gesunden, vollreifen Schweizer Äpfeln gewonnenes alkoholfreies Naturprodukt, wie es Dr. D. C. Jarvis in seinem Buch «5 × 20 Jahre leben» erwähnt und empfiehlt. BIONA-Apfelessig ist absolut frei von jeglichen Konservierungsmitteln. BIONA-Apfelessig wird durch Pasteurisieren (Sterilisieren) in Glasflaschen haltbar gemacht und ist daher nur in Glasflaschen erhältlich, die allein Gewähr für völlige Naturreinheit bieten. Plastikflaschen halten nämlich das Pasteurisieren nicht aus; der Inhalt solcher Flaschen kann nur mittels Konservierungsmitteln haltbar gemacht werden.

BIONA-Apfelessig ist ausschließlich in den BIONA-Reformhäusern des Verbandes Schweizer Reform- und Diätfachgeschäfte erhältlich.

Von den übrigen in der Schweiz im Handel befindlichen Apfelessigsorten, die sich mit BIONA-Apfelessig vergleichen lassen, ist der Apfelessig APLESS erwähnenswert.